宁波市医学重点学科建设项目资助（编号 2022–B11）

U0738876

造口人士居家健康护理指导手册

主　编◎陈　萍　陈蓓蕾　王婧楠　冯　春　戴晓宇

副主编◎陈　艳　张亚红　梅颖颖　叶芳荃　虞柳丹

ZHEJIANG UNIVERSITY PRESS
浙江大学出版社
·杭州·

图书在版编目（CIP）数据

造口人士居家健康护理指导手册 / 陈萍等主编. --
杭州：浙江大学出版社，2023.10
ISBN 978-7-308-24290-5

Ⅰ.①造… Ⅱ.①陈… Ⅲ.①造口术—护理学—手册
Ⅳ.①R473.6-62

中国国家版本馆CIP数据核字（2023）第197593号

造口人士居家健康护理指导手册

陈　萍　陈蓓蕾　王婧楠　冯　春　戴晓宇　主编

责任编辑	季　峥　蔡晓欢
责任校对	潘晶晶
封面设计	续设计—黄晓意
出版发行	浙江大学出版社
	（杭州市天目山路148号　邮政编码310007）
	（网址：http://www.zjupress.com）
排　　版	浙江大千时代文化传媒有限公司
印　　刷	浙江省邮电印刷股份有限公司
开　　本	787mm×1092mm　1/16
印　　张	13.5
字　　数	216千
版 印 次	2023年10月第1版　2023年10月第1次印刷
书　　号	ISBN 978-7-308-24290-5
定　　价	139.00元

《造口人士居家健康护理指导手册》
编 委 会

主　　编　陈　萍　　陈蓓蕾　　王婧楠　　冯　春　　戴晓宇

副 主 编　陈　艳　　张亚红　　梅颖颖　　叶芳荃　　虞柳丹

编　　委（按姓氏笔画排序）

　　　　　　王晶晶　　王锡唯　　方喜喜　　卢姣铃　　乐群吉

　　　　　　杨丽君　　杨瑶琴　　李坚炯　　吴慧美　　张　纯

　　　　　　张　英　　陈　怡　　陈　莺　　陈丽君　　金艳艳

　　　　　　祝琴菲　　费　益　　黄叶璐　　曹益晟　　鲍郸娜

前言

　　肠造口术是用人为的方法将肠腔与体外直接相通的手术，是外科最常施行的手术之一。其中最常见的是回肠末端或结肠造口，俗称人工肛门。

　　随着医学科学技术的发展，越来越多的患者接受了肠造口术。全球每年由于结直肠癌、外伤、炎症及先天性畸形等而需行肠造口术者达数十万人之多。美国每年新增肠造口约 10 万人，至今已有肠造口患者 100 万人；英国每年新增肠造口患者 10 多万人。据我国肠造口之父喻德洪教授估计，我国每年新增永久性肠造口患者约 10 万人，目前累计肠造口患者已超 100 万人。而且随着生活水平提高，人们的饮食结构发生改变，食物精细化以及高蛋白饮食增加、粗纤维食物减少，大肠癌发病率呈逐年上升趋势，造口人群今后还有增加趋势。

　　由于肠造口改变了粪便的正常出口，且不能随意控制排便，因此术后患者在生理、心理上均会受到严重打击。特殊的身体形象给患者的社会生活带来不便，使其感到困惑和苦恼，他们急需他人的关心和社会的支持。

　　与此同时，与造口相关的并发症也较为多见，常见的有造口周围皮肤并发症，如造口周围刺激性皮炎、造口周围皮肤过敏、造口皮肤黏膜分离等，以及造口并发症，如造口回缩、造口缺血坏死、造口狭窄、造口肠管脱垂、造口出血、造口术后水电解质失衡和造口旁疝，这些并发症的发生不仅会给患者身心带来二次伤害，同时也会增加治疗费用，给患者带来经济压力。

本书由宁波市第二医院造口专业护理团队，根据10余年间对3万余人次造口患者的临床护理实践总结和体会编著而成。本书内容紧密围绕肠造口的基本知识，结合临床治疗和护理经验和体会，生动详细地介绍了肠造口的护理和常见并发症的预防知识，内容丰富、深入浅出、通俗易懂、图文并茂，对指导患者和家属充分认识肠造口，正确地进行肠造口手术后护理等具有很好的实用价值和指导作用，具有较强的实用性和可操作性，能够帮助肠造口患者解决实际问题，微笑面对病情，回归正常生活。

随着互联网技术不断发展成熟，国家卫生健康委员会倡导的"互联网＋护理服务"给老年或行动不便的造口患者带来了极大的护理便利，患者能在家享受各种护理服务。本书也简单介绍了居家护理的实施流程。

虽极尽努力，但书中难免有疏漏或不足之处，恳请读者批评指正。

陈　萍

2023年8月

目录

第一章

肠造口基本概念及造口护理发展

第一节 造口基本概念

造口（stoma）一词来源于希腊语，意为"口"或"开口"，常指由消化系统或泌尿系统疾病引起的，需要通过外科手术对肠管进行分离，将肠管的一端引出体表（肛门或尿道移至腹壁）形成的开口。但从广义上讲，胃、十二指肠造瘘及气管切开的瘘口等同属于造口范畴。

西方文献中有关肠造口的记载已有 500 多年历史，但真正将肠造口用于治疗目的并有计划实施的造口技术仅有 200 多年历史。16 世纪后，有人开始将肠造口术用于治疗腹部外伤及肠梗阻，这是腹部肠造口（intestinal stomas）治疗的开端。最早的造口术于 18 世纪早期因战争而施行，最早记录的造口长期生存患者名为乔治·德佩（George Deppe），他于 1706 年在战斗中腹部受伤。受到当时战争和条件所限，医生只能对战场上肠管受伤的患者进行肠管分离，将其肠管的一端或两端引出体表以形成一个开口或者一个袢，这样不仅可以挽救患者的生命，而且可以解决患者的排泄问题。进行肠管分离后，乔治·德佩保住了性命，并带着从伤口中脱垂的结肠生活了 14 年。在当时，患者们只能靠小铁罐或小布袋收集粪便，这给他们带来巨大的痛苦。最早在医疗机构开展造口手术是在 1756 年，当时 73 岁的玛格丽·特怀特（Margaret White）夫人因嵌顿性脐疝坏死，由威廉姆·切泽尔登（William Cheselden）医师为她做了横结肠造口，之后她存活了许多年。在此之后，医生将该技术用在外科手术中，当病变的肠管被切除且无法将健存肠管相接时，将肠管的一段在腹部适当的位置上拉出并反转，然后缝于腹壁，便会形成一个有开口和乳头部的肠黏膜，医学上称为肠造口，俗称"造瘘"或"人工肛门"。1776 年，菲约尔（Pillore）医师为一位因肿瘤导致肠梗阻的患者行盲肠造口术；1798 年，法国医师迪雷（Duret）为一位出生 4 天的肛门闭锁患儿行结肠造口术并获得成功，该患儿一直活到 40 岁。

需要进行肠造口手术的疾病有低位直肠癌、部分结肠癌、肠外伤、肠坏死、肠梗阻、炎性肠病、家族性腺瘤性息肉病、小儿先天性肠道畸形等。根据时间长短，造口可分为临时性造口和永久性造口。临时性造口一般 3～6 个月后还纳；永久性造口则将永远伴随患者。与造口相关的并发症会长期影响永久性造口者的生活质量。

肠造口是外科最常施行的手术之一。我国估计每年新增永久性肠造口患者 10 万例，目前累计约 100 万例。肠造口术虽然挽救了患者的生命，但由于手术改变了正常排便途径，术后患者不能随意控制排泄物的排出，身心康复受到影响，生活质量明显下降。且肠造口术后并发症发生率很高，国外文献报道结肠造口术后并发症发生率为 21%～71%，国内文献报道为 16.3%～53.8%。肠造口并发症的发生主要与施术者的技术和术后的护理质量有关。如回肠造口排泄物多含小肠液，其特点是量多、稀薄、对皮肤刺激性强，因此造口周围皮炎发生率较高。此外，术后造口回缩的发生率也很高，给肠造口患者的护理带来很大困难。在现代造口术实施的早期，虽然医生把患者从死亡线上挽救回来，但由于造口带来的生理排泄改道或并发症的出现，患者常陷入自卑和痛苦之中。良好的造口加上完善的康复治疗，可使造口无异味、并发症少、便于护理，肠造口患者便可享受与正常人一样的生活。肠造口治疗师（enterostmal therapist）是专门帮助造口患者恢复正常人生活的主要执行者。这些专业人员经过专业培训，为患者提供康复服务及造口相关知识，使患者能够顺利渡过手术难关，达到快速康复。肠造口治疗师的工作包括术前协助手术医生选择合适的造口位置，术后指导患者选择和正确使用造口护理用品以及提供饮食、沐浴、着装、社交等日常生活方面的咨询帮助，同时他们也承担造口并发症的处理和康复宣教的职责，协助患者和家属尽早掌握造口护理技能，提高生活质量。

（陈萍）

第二节 肠造口护理的历史

　　随着造口技术在外科治疗中的应用越来越广泛，造口护理应运而生。早期的造口护理主要依靠患者发挥各自的聪明才智，并且依靠患者之间的相互学习交流。1930 年，普拉姆利（Plumley）医师详细记录了一位造口患者如何护理他的回肠造口，这是关于造口护理最早的文献记录。最早的专业帮助造口护理从诺玛·吉尔（Norma Gill）开始。她与美国克利夫兰医学中心的特恩布尔（Turnbull）医师共同开创了现代造口治疗事业，成立了美国造口协会，并于 1961 年开始了旨在培养帮助造口患者的专业治疗人员的培训项目。1969 年，英国巴塞罗缪（Bartholomew）医院护士长芭芭拉·桑德斯（Barbara Saunders）和伊恩·托德（Ian Todd）医师率先开设了造口门诊。此后，造口治疗在国际上得以推广并蓬勃发展。

　　中国造口事业的发展得益于喻德洪教授在 20 世纪 80 年代的大力推广。他在中国提出肠造口康复治疗理念并加以推广，在国内积极推进造口学校的建立，并最终在与万德森教授的共同努力下，于 2001 年在广州建立了国内第一所造口学校。至今，我国已陆续建立了 13 所造口学校，共培养了 2000 多名造口专业治疗师，逐步建立临床护士、半专业造口治疗护士及专职造口治疗师的造口护理治疗体系。近年，随着腹腔镜的应用，患者的住院时间进一步缩短，但也使患者在医院接受造口护理教育指导的时间不断缩短，这就要求我们以新的制度不断应对。

　　1988 年，喻德洪教授在上海首先成立了造口联谊会，并与许多国家和地区建立了广泛的交流与合作，促进了造口事业在国内的发展。出于对造口事业的热爱，喻教授在上海长海医院内首建造口博物馆。该博物馆目前已拥有来自 7 个国家 13 个造口公司的 100 多种造口器材，接待了不同国家和地区的造口患者及医护人员，每年参观的造口患者约 300 人次，受到国内外同行高度评价，造口患者对国内自行创造的简易造口器材更是称赞有加。此外，馆内存有两件世界造口界的珍品：一件是肠造口治疗之父特恩布尔医师亲笔批注的肠造口手术图谱的校样本；另一件是世界上第一位肠造口治疗师诺玛·吉尔最后穿过的白色工作服，其上附有她的名字、克里夫兰医学中心符号及肠造口治疗师（enterostomal therapist，ET）的标记，该珍品由前国际造口协会主席肯尼斯·奥克特（Kenneth Aukett）代表诺玛·吉尔全家所赠送。喻德洪教授为中国造口事业发展做出了突出贡献，深受国内外同行广泛赞誉、认可和尊重，并被誉为"中国造口康复治疗之父"。2000年，喻德洪教授在荷兰荣获"国际造口协会职业奉献奖"，成为世界上第三位获奖者和第一位荣获该奖项的华人。

戴格余（Daguesceau）医师是最初使用"人工肛袋"（即一个"小皮囊"）的人，他为一位被木板车刺伤的农夫做了左腹股沟部的结肠造口术，并自制一个小皮囊为其收集粪便。1917年，洛克哈克·穆雷里（Lockhert-Murrery）总结了自己做的50例结肠造口手术病例，首先提出了"造口护理"的概念；10年后，他又提出结肠灌洗的概念，但这两个概念未能被及时推广使用。在当时，外科医师多着重造口手术，很少关注造口护理，而护士又缺乏相关知识，因此在现代造口术产生的早期，医师虽然把患者从死亡线上挽救了回来，而造口带来的麻烦或并发症，又使患者陷入痛苦之中。

诺玛·吉尔是美国一位患有溃疡性结肠炎的家庭主妇。1954年，克利夫兰医学中心的特恩布尔医师为经历了众多并发症的她进行治疗，做了永久性回肠造口术。在特恩布尔医师的帮助下，她完全康复了。诺玛·吉尔在与疾病斗争及护理自己与家人（母亲患直肠癌行结肠造口术，女儿患溃疡性结肠炎行回肠造口术）的过程中，深深感受到造口患者的痛苦，于是，她开始非常热心地帮助其他肠造口患者。1958年，诺玛·吉尔应特恩布尔医师邀请到克利夫兰医学中心肛肠外科协助工作，成为世界上第一位造口治疗师。当时的造口治疗师都是造口患者，同时又是护理其他造口患者的专业人员，主要负责指导造口患者进行造口护理，并为其提供心理支持。1993年，诺玛·吉尔倡导确定了每三年一次的世界造口日（World Ostomy Day，WOD）。世界造口日在10月的第一个星期六，每次都有不同的主题。2018年10月6日是第9个世界造口日，主题是"Speaking Out Changes Lives"（即"说出你的故事，共创美好生活"，鼓励造口群体说出自己的故事，让社会各界了解造口群体，从心理上关爱、帮助他们。）。

1968年，美国造口治疗师协会成立，随后改名为国际造口治疗师协会（International Association of Enterostomal Therapist，IAET）。1975年，IAET规定其会员必须具有护士资格。1978年，诺玛·吉尔等商议成立世界造口治疗师协会（World Council of

Enterostomal Therapists，WCET），使热衷于推广造口治疗的非护理专业人士都能参加，正式会员是造口治疗师，副会员是医师和造口材料公司人员。该协会的宗旨是在全球范围内推广规范的造口治疗，培训相关的造口护理专业人员，为全球的造口、失禁及伤口患者提供良好的服务。协会每两年召开一次世界性学术会议。其他协会还有欧洲造口治疗协会（European Council of Enterostomal Therapy，ECET）等。

1970 年，日本滕胜久教授首先倡导使用"造口康复治疗"这个名称，强调对造口者身体、生理和心理的全面护理。1983 年，日本造口康复治疗学会成立。1992 年，造口康复治疗由单纯肠造口护理扩展至造口护理、失禁护理以及对皮肤瘘管和复杂伤口的处理，"造口治疗师"被改称为伤口、造口、失禁护理师（wound ostomy continence nurses，WOC），IAET 也更名为目前使用的名称，即伤口、造口、失禁护理协会（Wound，Ostomy and Continence Nurse Society，WOCNS），该协会主要承担 WOC 的教育和认证发展任务。

（陈萍 费益）

第三节 中国肠造口护理的发展

我国造口康复治疗起步较晚。1988 年，喻德洪教授访问了美国克里夫兰医学中心及其肠造口治疗学校，回国后便立即在上海第二军医大学附属长海医院举办了首届"肠造口治疗学习班"，成立了上海造口联谊会，揭开了我国造口康复治疗事业新的一页。1998 年，上海长海医院创办了造口博物馆和造口图书室。造口博物馆内收藏了来自世界各地的肠造口护理器材，以及国内造口患者自制的器材；造口图书室内收藏有造口方面的各类图书、杂志，为医护人员尽快全面了解肠造口治疗信息提供了方便。诺玛·吉尔对我国造口事业非常关心。1993 年，她亲自来到我国上海及杭州讲学。在此之后，她经常给上海造口联谊会邮寄造口图书及杂志，还资助我国 2 名护士赴澳大利亚造口治疗师学校学习肠造口治疗，填补了我国没有造口治疗师的空白，促进了我国肠造口护理事业的发展。在造口治疗教育的全球化发展中，诺玛·吉尔基金会倡导"结对工程"，即将一个发达国家或地区与一个发展中国家结成对子，由前者帮助后者发展造口治疗。2001 年，由中山大学肿瘤防治中心、中山大学护理学院、香港造瘘治疗师协会和香港大学专业进修学院 4 家单位合办的我国第一所造口治疗师学校在广州成立，这是我国造口治疗发展史上的里程碑。随后，2004 年在北京，2007 年在南京，2008 年在上海，2009 年在温州，2010 年在长沙，2012 年在西安，2013 年在安徽，2015 年在天津，2016 年在沈阳、济南和郑州，多家造口治疗师学校相继成立。目前，我国共有 12 所以上造口治疗师学校，培养了逾千名造口治疗师。造口治疗师学校和省级伤口、造口、失禁专科护士资格认证培训班相继出现，共同培养了一批批临床一线伤口、造口、失禁专科护理骨干，为造口、慢性伤口及失禁患者提供专业的护理。

2001 年 7 月，中华护理学会召开了"造口治疗专科进展"研讨会，与会代表一致认为造口护理属于专科护理范畴，且造口治疗师的培养对确立中国专科护士的地位起到了良好的推动作用。2003 年 11 月，中华护理学会造口、伤口、失禁护理专业委员会成立。专业委员会既是新理念的倡导者，又是专业知识、技能的传播者，更是造口、伤口、失禁护理专业及学术发展的推动者。专业委员会每年举办一次学术年会，就伤口、造口、失禁护理新进展及热点和难点问题、专科护士发展等内容进行介绍和研讨。专业委员会于 2013 年颁布《中国造口护理指导意见》，于 2014 年颁布《中国压疮护理指导意见》，为规范专科工作起到指引作用。2018 年《中华护理学会专科护士培训教材——伤口造口失禁专科护理》由人民卫生出版社正式出版发行，为全国各层级伤口、造口、失禁专科护士规范化培训的同质化、科学化提供依据，具有里程碑的意义。

我国大部分伤口、造口、失禁专科护士兼职或专职从事伤口、造口、失禁护理工作，承担着临床实践者、教育者、研究者及管理者等角色。作为临床实践者，他们要进行以下工作。①慢性伤口护理：包括压力性损伤的预防及护理，糖尿病足溃疡的预防及护理，术后伤口感染、脂肪液化伤口的处理，瘘管渗液处理，动、静脉溃疡的处理，输液外渗的处理等。②造口护理：包括造口手术前定位、术前探访及心理辅导，术后造口观察、造口袋更换、造口患者术后健康指导及家属指导、造口并发症的预防和处理，以及组织造口患者联谊会、实施健康教育、现场咨询和电话咨询等。③失禁护理：包括大、小便失禁患者会阴、肛周及其周围皮肤问题的预防及处理，间歇性导尿，盆底肌肉训练和膀胱功能训练等。作为教育者，他们承担着普及专科护理知识的责任，除对所在医院的护士开展相关护理课程的培训外，还担任造口治疗师学校及伤口、造口、失禁专科护士培训班的教师，承办本专业领域国家级、省市级继续教育项目，参加国内外学术交流等。作为研究者和管理者，他们在临床护理工作中重视对伤口、造口、失禁的护理经验的总结，积极参与和开展相关护理研究，撰写和发表相关专科护理论文，申请省市级或院级科研基金，开拓本专科的新领域，推动学科的发展；同时，他们还进行院内压力性损伤管理及护理会诊工作，以其工作认真负责、专业性和独立性强等特点，在解决患者实际问题的过程中赢得了其他医护人员及患者的理解和信任。

造口康复治疗作为一门完整的学科，正在我国蓬勃发展。

（陈萍　费益）

第四节　造口产品的起源与发展

1706 年，世界上进行了第一例因战伤而需实施的造口手术。外科技术的不断改进、科技的不断发展，以及更先进外科手术器械的出现，使广大造口患者受益匪浅。这部分患者不只是关注手术本身的成功，更多的是关注手术后生活质量的改变，这其中造口用品的不断发展与其质量的不断提高也为改善造口患者的生活质量起到了至关重要的作用。

有文献记载的第一个结肠造口袋出现于 1795 年，是一位法国医生为他的一位乙状结肠造口患者设计的小皮革袋，其用一条细绳拴于患者腰间以收集粪便。在 20 世纪早期，没有专门厂家生产专用的造口用品供造口患者使用，基本由造口患者自行设计制作，使用的材料包括汽车橡胶轮胎、破旧的床单和各种食品袋。由于这些造口袋无法有效收集患者的排泄物，且无法隔离排泄物，因此常使患者造口周围皮肤发炎溃烂。20 世纪 60 年代，陆续有多个厂家使用乙烯氯丁橡胶等原料研发出了可重复使用的可粘贴造口袋，使造口患者的生活质量得到了极大改善。

1957 年，康乐保（Coloplast）公司生产出世界上第一个自粘式造口袋，造口用品的研究、开发与生产的时代自此开始。1978 年，造口用品进一步发展，康维德（ConvaTec）公司生产的带有 Stomahesive 干胶片的连环胶（Sur-Fitflange）固定卡扣式造口袋也成为当前大型生产厂家的标准产品。

理想的造口用品应具备感觉舒适、易于安装且更换便捷、除臭、无声、隐蔽、透气性好等特点。目前，市场上的造口袋分为两大类，即一件式造口袋和两件式造口袋。一件式造口袋和两件式造口袋又根据其底端的不同设计分为封闭式和开放式两种。开放式造口袋在袋子底端有一个较宽的开口，可以用于随时排空造口袋内容物。

早期造口用品的品种单一，主要是一次性使用的封闭式造口袋。20 世纪 80 年代初，为了满足不同时期、不同造口类型患者的需求，Coloplast 公司首先推出两件式造口袋系列产品，为患者术后的护理带来了极大的方便。针对结肠造口患者的排便行为，Hollister 公司又开发出了结肠灌洗系列产品，患者只需每 1～2 天进行一次结肠灌洗，便可促进规律排便，从而大大提高了患者的生活质量。1984 年，Coloplast 公司伯查德（Burchar）等人设计推出了一种新型的结肠造口护理产品 Conseal 结肠造口栓，经过几年的临床应用，效果可靠。国内喻德洪教授等经临床试验，证实 Conseal 结肠造口栓使用轻便舒适、隐蔽性好且有较好的节制功能。造口患者可根据饮食习惯、排便行为及工作需求选用结肠灌洗系统和 Conseal 结肠造口栓等用品，在日常旅游、沐浴和游泳中获得更佳体验。

为了使造口用品更加安全、防止渗漏、延长使用时间、保护造口周围皮肤等，造口附属用品，如造口防漏膏或防漏贴环、气体过滤碳片、造口腰带、造口腹带、皮肤保护膜等应运而生，可供造口患者使用。造口防漏膏或防漏贴环可用于填平瘢痕和皮肤凹陷，使造口底盘与皮肤黏着更容易、更安全，同时还可以保护皮肤及造口袋黏胶免受排泄物的影响，从而延长造口用品的使用时间。气体过滤碳片可有效地保证造口袋内气体的自动排放，并附带有除臭功能。造口腰带能固定造口底盘，使其与皮肤贴合得更紧密，增加患者使用安全感，大大降低造口皮肤并发症的发生率。由于每位患者的情况具有独特性，为满足不同患者不同手术部位和不同体型的需求，造口用品的个性化选择也成为造口护理的一部分。

（陈萍）

第二章

造口的常见类型

第一节　造口的分类

一、尿路造口

当患者泌尿系统某一器官发生病变，不能正常从尿道排尿时，可将尿路直接或间接开口于腹壁、结肠与尿道的部位，取新的途径将尿液排出体外，称为尿流改道。其中，需在腹壁造口，通过导管或者佩戴集尿袋引流尿液的手术称为泌尿造口。尿流改道可分为暂时性尿流改道和永久性尿流改道。

（一）暂时性尿流改道

暂时性尿流改道是指在原发病变或手术部位的近侧做尿路造瘘，留置造瘘管引流尿液，并在达到治疗的目的后拔除造瘘管，恢复原有通道排尿。

1. 适应证

（1）尿路急、慢性梗阻所致的肾功能衰竭或尿路严重梗阻合并急性感染，不能经尿道插管至梗阻上方引流尿液者，应立即实行梗阻近侧的尿路造瘘手术。

（2）尿路慢性梗阻合并梗阻以上器官严重扩张及肾功能损害，不宜一期施行原发病手术者，先做尿流改道，持续引流2周～2个月，对肾功能做进一步评估后再确定手术方案。

（3）施行某种尿路手术如成形、吻合、病变切除及缝合，为减少并发症以确保手术成功，在近侧尿路做暂时性造瘘。

2. 手术方法

（1）肾造瘘术。经皮肾造瘘术是指在B超或者X线辅助下，于腋后线穿刺肾盏，扩大瘘道后放置肾造瘘管。肾造瘘管也可在开放手术时放置。

（2）肾盂造瘘术。施行肾手术时经肾盂插入造瘘管引流尿液。此法虽然不损伤肾组织，但造瘘管脱出后很难再放置，只适用于短期应用。

（3）输尿管造瘘术。在输尿管梗阻或手术部位上方较高处做小切口，插入 8～12F 型号的硅胶管或导尿管至肾盂，以持续引流尿液。

（4）膀胱造瘘术。常用的方法有开放性耻骨上膀胱造瘘术和耻骨上穿刺膀胱造瘘术。暂时性尿流改道应尽可能采用耻骨上膀胱穿刺造瘘术。经皮膀胱造瘘术是用套管针在耻骨上穿刺膀胱，插入造瘘管引流尿液。

（5）尿道造瘘术。将套接弯头金属探子导尿管从尿道插入膀胱，当金属探子尖端抵达尿道球部时，翻转金属探子使其将会阴部顶起，并在此处做小切口，直达尿道腔，尔后固定导尿管，退出金属探子，将导尿管提出切口外做尿道造瘘。此法创伤小，且简单易行。

（二）永久性尿流改道

永久性尿流改道是指泌尿系统某一器官发生严重病变，不能用尿路成形法恢复从尿道排尿，因而将尿路直接或间接开口于腹壁或结肠，使尿液从新的途径排出体外的方法，可分为不可控性和可控性两大类。

1. 不可控性尿流改道

（1）输尿管皮肤造口术。该术式是将患者两侧输尿管合并后或者分别直接在腹壁皮肤上造口，适用于全身情况差、预期寿命短的患者。

（2）回肠套管术。该手术需游离一段回肠作为导管，行远端腹壁造口，用集尿袋收集尿液，为成人永久性尿流改道的常用术式。

（3）回肠膀胱术。该术式需游离一段肠管，于回肠末端距回盲瓣 10cm 左右处起，截取带系膜的游离回肠袢 15～18cm，并将两条输尿管缝合在这段肠管内，另一端则拉出腹壁缝于腹部做成造口。该手术相对简单，对患者无明显生理影响，但尿液不可控。

2. 可控性尿流改道

用肠管制作可控性膀胱，由患者定期经腹壁输出道导尿，是尿流改道的一种重要方法。采用回肠或阑尾输出道，输出道于右下腹或者脐部皮肤造口。也可用肠、胃等制作新膀胱与输尿管和尿道近端吻合，利用腹压排尿，这样更接近于生理性膀胱。

二、肠造口（人工肛门）

（一）单腔造口适应证（见图2-1-1）

①直肠恶性肿瘤拟行直肠经腹会阴联合切除＋永久性乙状结肠造口术（即Miles术），或直肠经腹切除＋永久性乙状结肠造口术（即Hartmann术）；②直肠病变需暂时性肠道转流；③放射性肠炎或直肠瘘管需行永久性肠道转流。

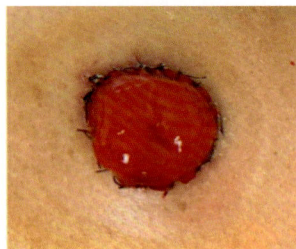

图2-1-1 单腔造口

（二）袢式双腔造口适应证

①直肠恶性肿瘤伴急性梗阻时作为先期减压术；②直肠外伤或病变致穿孔时暂时性肠道转流；③晚期直肠恶性肿瘤无法切除时永久性肠道转流。

（三）横结肠双腔造口适应证

①左侧结肠或直肠恶性肿瘤伴急性梗阻时做先期减压，待适当时机行二期切除，或一期切除时暂时性肠道转流。②左侧结肠或直肠恶性肿瘤晚期无法切除时作为永久性肠道转流。③左侧结肠或直肠外伤或病变致穿孔、瘘道行修补术时暂时性肠道转流。④左侧结肠或直肠手术吻合不满意时作为预防造口。⑤结肠肛管吻合术或直肠低位吻合术时暂时性肠道转流。

（四）盲肠造瘘口术适应证

①升结肠或横结肠急性肠梗阻无法一期切除时；②肠道转流时因患者年老、心肺肝肾脑等脏器病变或其他原因无法耐受其他经腹减压手术时；③横结肠手术估计吻合不甚满意时作为预防性造瘘。

（五）回肠单腔造口术适应证

①溃疡性结肠炎、家族性腺瘤样息肉病或多发性大肠癌患者行全结肠直肠切除术后作为永久性肠道转流；②溃疡性结肠炎患者暂时性肠道转流以利于病变愈合；③结直肠吻合、回直肠吻合或回肛储袋术后暂时性肠道转流以利于吻合口愈合。

（六）回肠袢式造口（见图2-1-2）适应证

①肠坏死无法一期切除时作为暂时性肠道转流。②同回肠单腔造口术，用于溃疡性结肠炎患者暂时性肠道转流以利于病变愈合，及结直肠吻合、回直肠吻合或回肛储袋术后暂时性肠道转流以利于吻合口愈合。

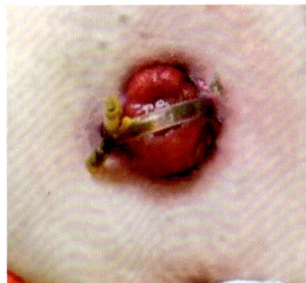

图2-1-2 回肠袢式造口
（带支撑棒）

（张纯 陈蓓蕾）

第二节 各种肠造口的特点

一、升结肠造口

升结肠造口位于右上腹，临床比较少见。在正常的消化过程中，升结肠通过一系列环状收缩使肠内容物在其肠腔内滞留，进行消化，而后将这些未完全成形的粪便推送至远端结肠。升结肠造口会影响肠内容物在其肠腔内的滞留时间，进而影响结肠对水电解质的吸收，因此升结肠造口患者的排泄物量多，排泄次数多，且粪便呈液态或糊状，水钠含量较高，并含有许多消化酶，对皮肤刺激较强。

二、横结肠造口

横结肠造口多位于右上腹，又分为袢式造口和双口式造口。造口既有暂时性的，也有永久性的，以暂时性更为多见。横结肠的主要功能是运输和吸收肠内容物养分。横结肠的吸收面积比升结肠大，可充分混合肠内容物，可吸收钠，并形成渗透梯度，便于水分吸收，因此横结肠造口患者的粪便排出较升结肠造口患者少，排泄物呈糊状或半固体状，且粪便含有消化酶，会对皮肤产生刺激。通过节制饮食、药物、灌肠或灌洗来控制排泄一般无效。

三、降结肠造口和乙状结肠造口

降结肠造口位于左下腹降结肠末端，排泄物几乎是成形的。

乙状结肠造口是最常见的造口之一，以永久性多见，位于左下腹，其排泄物完全是成形的，由不被吸收的食物残渣及细菌组成。这两种造口的排泄物不含有消化酶，因此对皮肤刺激性较小，患者通常每天排泄 1～3 次。

四、回肠造口

回肠造口位于右下腹，其排泄物含有丰富的消化酶，对造口周围皮肤刺激强，极易引起造口周围皮肤炎。术后早期，2～3 天回肠造口就开始恢复功能，排泄物通常呈液体状，进食固体食物后，排出液排泄物变稠呈糊状，功能良好时，每天排出量为 200～700mL，粪便的含水量决定了粪便的稠度及体积，饮食的改变也会使每天排出量发生相应的变化。由于行回肠袢式造口（见图 2-2-1）后患

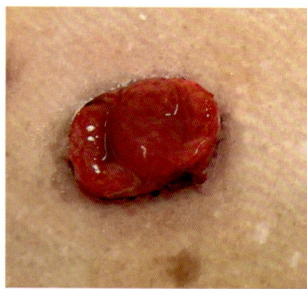

图 2-2-1　回肠袢式造口

者的肛门仍然存在，稀便时会有部分粪水进入远端肠管，故此类患者偶尔会从肛门排出粪便，同时远端肠管也有分泌黏液的功能，因此有黏液从肛门排出也属正常现象。

（张纯　陈蓓蕾）

第三章

肠造口常见并发症及预防

第一节　皮肤的解剖和生理

皮肤指披覆在人体的表层，直接与外界环境相接触的组织，具有保护、感觉、分泌、排泄和呼吸等功能，由表皮和真皮紧密结合而成。皮肤覆盖全身表面，是人体最大的器官。人体全身各处皮肤的厚度不同，背部、颈部、手掌和足底等处最厚，腋窝和面部最薄。尽管人体各处皮肤厚度不同，但都可分为表皮与真皮两层，并借皮下组织与深层组织连接。皮肤的颜色因人种、年龄和健康状况不同而存在差异。皮肤上有很密的、各种走向的凹下沟纹，称为皮沟。皮沟间大小不等的菱形或多角形的隆起部分为皮嵴，它们在指腹构成指纹。个体之间的指纹形态是不同的，因此指纹具有个体差异。皮肤上有长短不等、粗细不同的毛发，四肢末端有指甲和趾甲。皮肤的汗腺和皮脂腺可分泌汗液和皮脂。

一、皮肤的组织构造

皮肤是遮盖身体表层的最大的人体器官，具备维护保养身体健康与美观的关键作用。身心健康者的皮肤应当含微量水分、绵软、易弯折、呈酸性，并颇具延展性和光泽度。成年男士皮肤覆盖范围约为 $1.60m^2$，女士约为 $1.40m^2$。皮肤的净重为体重的 $14\% \sim 16\%$。

皮肤的薄厚根据人的年龄、性别、皮肤的位置、健康状况不同而有一定的区别。人体各位置的皮肤厚度一般为 $0.5 \sim 4.0mm$，其中上眼睑、腋部皮肤超薄，而手掌心及脚掌心的皮肤较厚，足跟处皮肤最厚。若常常在皮肤的一个位置有规律地适度施压，会使皮肤增厚，这样虽然可以提高皮肤的维护功效，但也会对皮肤的消化吸收作用产生负面影响。

皮肤颜色与人种、性别、年龄、生活环境、血液中的红细胞及松果体、性激素相关。

每立方厘米的皮肤内带有几百万个体细胞及其"盘根错节"的血管与神经网。

汗液和皮脂腺构成一层纯天然表皮层（绿色生态防护膜）遮盖于外皮。身心健康者的皮肤表层呈酸性，其中男士皮肤的 pH 值为 4.5～6，女士为 5～6.5。

二、皮肤的构成

皮肤的结构（见图 3-1-1）分为表皮层、真皮层、皮下组织，其间带有神经、血管、淋巴血管、皮肤附属器等。

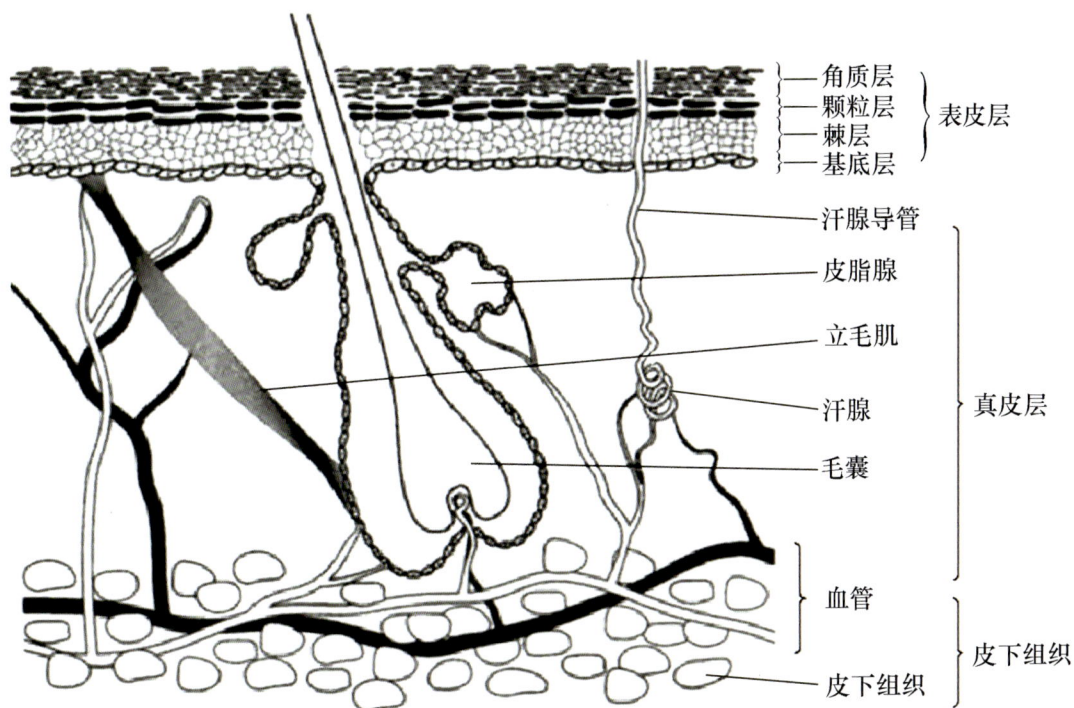

图 3-1-1 人体皮肤的结构

（一）表皮

表皮为皮肤的最表层，它遮盖全身并有维护功效。表皮没有血管（因而刮伤后不容易流血），但有很多细微的末梢神经。表皮由复层扁平上皮构成，按体细胞形状可分成5层，由浅入深依次为角质层、透明层、颗粒层、棘层、真皮层。角质层由多层角化上皮细胞（核及细胞器消失，细胞膜较厚）构成，无生命，不透水，具有防止组织液外流、抗摩擦和防感染等功能。生发层的细胞能够不断增生，并逐渐向外移行，以补充不断脱落的角质层。生发层内含有一种黑色素细胞（见图3-1-2）能产生黑色素，皮肤的颜色与黑色素的多少有关。

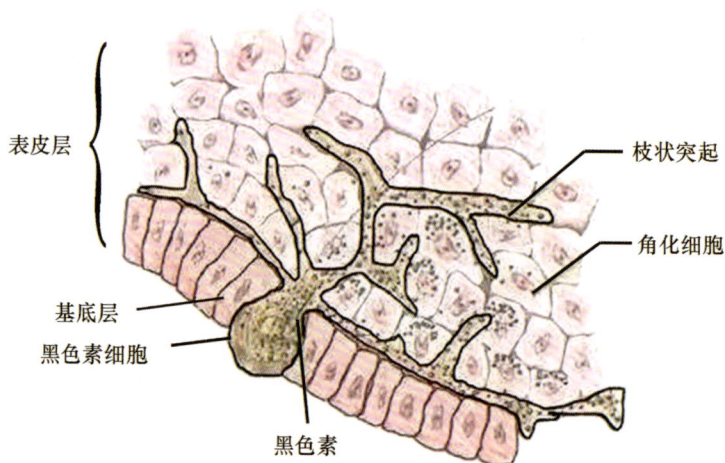

图 3-1-2　黑色素细胞

表皮由外胚层分化而来，属复层鳞状上皮，主要由角质形成细胞和树枝状细胞组成。树枝状细胞包括黑色素细胞、朗格汉斯细胞（免疫功能）等。表皮具有屏障与保护功能（维持内环境恒定、防止机械、理化、生物等刺激），防止体内水分、电解质、其他物质丢失，阻止外界有害物质侵入等作用。

（二）真皮

真皮位于表皮和皮下组织中间，由致密结缔组织构成，由浅入深依次为乳头层和网状层，两层之间无明显界限。乳头层与表皮的生发层相连，其内有丰富的毛细血管、淋巴管、神经末梢和触觉小体等感受器。网状层与皮下组织相连，其内有丰富的胶原纤维、弹力纤维和网状纤维。它们互相交织成网，使皮肤具有较大弹性和韧性。网状层内还有丰富的血管、淋巴管和神经末梢等。

（三）皮下组织

皮下组织又被称为"人体脂肪组织"，位于真皮正下方，与真皮无明显的界线，人体解剖学上称之为浅筋膜，临床医学称之为蜂窝状组织。人体脂肪组织是一层较为松散的组织，它是一个纯天然的减震胶垫，另外它还是热的导体和绝缘体，可以存储动能。除人体脂肪外，皮下组织内还有丰富的血管、淋巴血管、神经、皮脂腺和头发毛囊。

（四）皮肤附属器

皮肤附属器包含毛、皮腺、皮脂腺、指（趾）甲，对维持正常皮肤功能具有重要作用，一切附属器的损害都能造成病症的产生。

三、造口皮肤的损伤

肠造口周围最常见的皮肤问题包括刺激性皮炎、过敏性皮炎（除了黏胶因素，其他无法避免的因素还有过敏体质、化疗药物引起机体免疫力下降等）和机械性损伤（容易被忽视）。

刺激性皮炎和机械性损伤是最常见的两种造口周围皮肤并发症，2011年Martins的研究也证明了这点。该项研究纳入1146名结肠造口患者和626名回肠造口患者。研究发现结肠造口刺激性皮炎的发生率达40%，机械性损伤达21%；而回肠造口刺激性皮炎发生率更是高达54%，机械性损伤高达16%。只要存在失禁，皮肤问题（刺激性、机械性损伤）就是不可避免的。常见的机械性损伤原因有不友好的黏胶撕脱、胶带固定，造口靠近髂骨骨骼隆突部位与底盘摩擦受压引起损伤。

（一）刺激性皮炎造成造口周围皮肤损伤

要使皮肤健康，首先应减少外界的刺激，保持皮肤滋润，维持水油平衡，规避热和光。有人认为刺激性食物是刺激性皮炎的诱因，这是错误的。刺激性食物的影响实际上是微不足道的，排泄物中的酶才是导致造口周围皮肤问题的关键。排泄物中的蛋白水解酶能够使角质细胞中的角蛋白断裂，从而使角质层瓦解导致皮肤失去屏障作用。一旦排泄物渗漏并发生刺激性皮炎，一切都将不可逆。预防刺激性皮炎的关键是"避免皮肤接触排泄物"。虽然造口护理发展了60多年，但渗漏仍然是造口患者面临的最大问题。

所有的渗漏都是从造口根部开始发生的，渗漏一旦发生，粪水或尿液就会逐渐腐蚀底盘黏胶，引起造口底盘脱落。但是81%的造口患者在渗漏初期无法感知根部渗漏，甚至不认为已经发生了渗漏，往往在造口底盘与造口周围皮肤大面积脱开，导致粪水或尿液外流时才发现出现了渗漏。持相同认识的专业人士也高达70%，其中84%是造口治疗师（ET），70%拥有10年以上的造口护理经验。对于造口根部周围渗漏这个问题，无论是造口护士还是造口患者的认识都是不够的，而根部渗漏对根部周围皮肤的损伤又是最严重的，因此造口根部的密闭问题是至关重要的。根部的密闭首选裁剪型底盘，因为裁剪型底盘中心孔稳定性更好，能够紧密贴合造口根部皮肤，不会像可塑底盘的中心孔一样晃动（可塑底盘的中心孔凹槽结构还会储存排泄物，加剧造口根部排泄物的蓄积，损伤造口根部周围皮肤）。选用抗腐蚀更强的密封贴环，还能与剪裁型底盘一起对造口根部皮肤进行双重保护。

（二）机械性损伤造成造口周围皮肤损伤

机械性损伤是另一种比较常见的造口皮肤并发症，其发生机制有三种。

第一种是皮肤剥脱。这通常是由过黏的底盘黏胶造成的。过黏的黏胶在被揭除时会将皮肤表层撕脱，且佩戴时间长可能会加剧这种黏性，因此黏性过强的黏胶（如无纺布黏胶）可能会造成造口周围皮肤的机械性损伤。使用亲肤性更好的黏胶有助于皮肤的保护。

第二种是压力。底盘粘贴得不够好，就会产生特定的压力区域。在佩戴凸面底盘时，如果操作不当,或者腰带过紧等,可能会造成压力,从而造成造口周围皮肤机械性损伤。

第三种是剪切力。皮肤和底盘作用力方向相反时,会产生剪切力,将皮肤细胞相互拉开,并将表层细胞剪切下来。

造口周围皮肤机械性损伤如果不及时治疗,可能会引发严重后果。起初可能只是一小层表皮细胞被剥脱,这时甚至是肉眼不可见的损伤,但是如果不处理,之后损伤会深入到表皮深部,如果压力在潮湿的皮肤表面持续,损伤就会加剧,导致溃疡,皮肤破溃到真皮层就会出血,更严重的还会发展到皮下组织,甚至能看到破损处的脂肪。因此,不要使用黏性太强的黏胶,必要时可使用黏胶祛除剂,避免或减少机械性损伤。

(王婧楠　陈萍)

第二节　常见肠造口并发症

一、肠造口缺血坏死

造口缺血坏死（见图 3-2-1）是造口术后最为严重的早期并发症,发生率为 2%～17%,常发生于术后 24～48h。根据张荣庆统计,肠造口坏死患者病死率为 2.3%～17%。肠造口黏膜缺血坏死表现为造口色泽改变,造口黏膜局部或完全变干、发暗,呈紫色、黑色,甚至出现腐肉。

（一）肠造口缺血坏死的原因

1. 手术原因

（1）肠造口腹壁开口太小或缝合过紧：这会使外置肠段肠系膜血管受挤压,影响循环。腹壁开口小,术

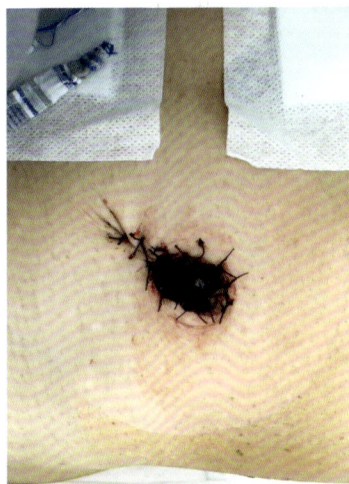

图 3-2-1　造口缺血坏死

后早期肠祥水肿，导致肠造口处于"瓶颈关闭状态"而影响排泄和血供。

（2）误伤或结扎供应肠造口的血管：在肠段游离时，尤其是在肠系膜脂肪较多或肠系膜肥厚处，供应血管不能清晰识别时，容易误伤或结扎供应肠造口的血管，造成造口缺血坏死。

（3）血管游离不充分：在末端肠造口时，供应肠末端的终末血管游离过多，或在修剪肠脂肪垂时损伤肠血管，造成外置肠段缺血。

（4）肠系膜张力过大或扭曲：在肠段提出皮肤外造口时，若肠系膜张力过大或扭曲，局部动脉易痉挛而导致血流不畅，进而造成肠段缺血。

（5）缝合后腹膜牵拉过紧或失误结扎供肠血管：在腹膜外造口时，缝合后腹膜牵拉过紧，压迫供肠血管；或在闭合时肠管与侧腹膜的间隙时，失误结扎供肠血管，造成造口缺血坏死。

（6）全身血管闭塞性疾病：如严重的动脉硬化可引起肠壁长期缺氧，从而导致造口缺血坏死。

（7）肠系膜血栓：肠系膜血栓形成可导致肠腔静脉回流受阻，加速肠坏死。

2. 护理技术原因

（1）造口底盘孔径裁剪的开口过小：肠造口黏膜长时间连续受孔径过小的底盘"箍紧"，影响局部毛细血管的血供。

（2）肠造口受压：肠造口黏膜受压，如腹带包扎过紧，会使循环受阻。

（3）脱垂造口长期摩擦：脱垂的肠管因蠕动与造口袋发生摩擦，易导致肠糜烂和坏死。

（二）肠造口缺血评估

正常肠造口黏膜外观为牛肉红色或粉红色，表面平滑且潮湿，用手电筒侧照呈现透光状。肠造口缺血评估方法如下。

（1）手电筒斜侧照肠造口黏膜，观察黏膜颜色、有无透光。

（2）用手指按压肠造口黏膜，放开时观察有无恢复红色现象。

（3）用液状石蜡润滑透明的玻璃试管，插入肠管，再用手电筒照射，观察肠腔的血运情况。

（4）肠镜观察肠造口内黏膜的颜色。

（三）造口缺血坏死的处理

（1）严密观察肠造口的血运。在肠造口外观变紫时，应及时报告医生，并密切观察肠造口黏膜变化，如果肠造口黏膜在短时间内变黑色，应做好随时进行造口重建的准备，并做好记录和交接班。

（2）去除影响肠造口黏膜血供的因素。如果术后肠造口周围有碘仿纱布，应剪除；不宜使用两件式造口袋，以免造口底盘的硬环影响局部血液循环；宜选用透明的一件式开口造口袋，以便于观察。

（3）及时处理轻度造口缺血坏死。轻度造口缺血坏死经及时处理，大多数能够恢复；同时需要评估造口黏膜颜色，在排除结肠黑变病的同时采用撒造口护肤粉的方法。造口护肤粉是粉剂型敷料，成分是羧甲基纤维素钠，具有湿性愈合的功能，能促进坏死组织自溶清创和血管新生。撒在黏膜上的护肤粉与肠液作用后形成凝胶发挥作用。中度造口缺血坏死可以争取恢复正常，但若处理不当，皮肤黏膜分离后致造口回缩、狭窄、肠梗阻，最终仍需造口重建。严重的造口坏死如造口黏膜完全发黑，且无光泽、无活力，需要立即进行造口重建手术。

（4）心理支持。做好患者及家属的心理护理，并告知病情的发展趋势。

（四）鉴别诊断

部分术前不完全肠梗阻的患者服用中药或泻药也可能导致肠黏膜色素沉着，呈暗黑色。这也可通过透光试验来鉴别。缺血坏死的肠管不能透光，而药物引起的肠黏膜着色可透光。

二、造口脱垂

造口脱垂（见图 3-2-2）是指造口肠袢自腹部皮肤的过度突出。造口脱垂既可发生于单腔造口，也可发生于襻式造口；既可发生于结肠造口，也可发生于回肠造口和泌尿造口。其中，横结肠襻式造口脱垂较为多见，脱出的肠段通常为造口的远端肠襻。造口脱垂可见肠管由造口内向外翻出，长度可由数厘米至 20 厘米不等。造口脱垂常伴有造口水肿（见图 3-2-3）、出血、溃疡、肠扭转、阻塞甚至缺血坏死。

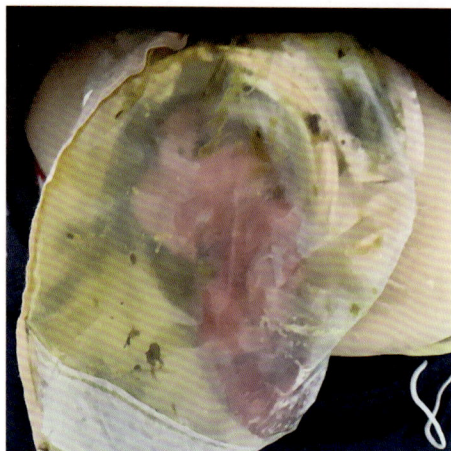

图 3-2-2　造口脱垂

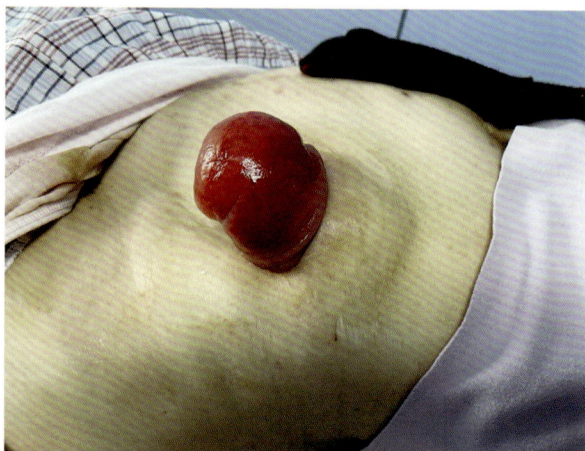

图 3-2-3　造口水肿

（一）造口脱垂的原因

1. 解剖因素

预防性肠造口多为回肠造口和横结肠造口。陈杰等的 Meta 分析显示，结直肠癌术后回肠造口脱垂的发生率要显著低于结肠造口。襻式横结肠造口脱垂的发生率通常较高，而且一旦出现脱垂，脱出的部分往往为造口的远端肠襻而不是近端肠襻，其原因在于远端肠段因去功能化而导致肠壁萎缩。

2. 患者因素

年老、肥胖、多次手术等因素造成腹壁薄弱或存在慢性咳嗽、提重物等导致腹压升高的情况均会导致造口脱垂。

3. 手术因素

手术前未进行造口定位，手术时腹壁造口处肌层开口过大、未将造口肠襻及系膜适当固定、缝线固定不牢等因素均会导致造口脱垂。

4. 药物因素

结直肠恶性肿瘤的患者术后应用大量的化疗药物，引起严重的胃肠道反应，如恶心、呕吐、肠梗阻等症状。这些反应均会导致患者腹内压增大，从而提高造口脱垂的发生率。

（二）处理

1. 非手术治疗

避免增加腹压的活动，如提重物、剧烈咳嗽、咳痰。咳嗽时宜选择平卧或者半卧位，双手稍用力向内按压造口，也可使用造口专用腹带，以减轻腹腔压力。严重水肿的肠造口黏膜使用稀释的 50% 硫酸镁湿敷，每日 2 次，每次 20～30min，避免高浓度高渗性溶液长时间湿敷或使用白砂糖外敷。在水肿消退的过程中，应密切观察肠管的外观、颜色，注意肠管有无干燥、发黑。严重脱垂者可采用手法复位，嘱患者平躺放松，将脱垂的肠黏膜顺肠腔方向缓慢推回。若脱出的是远端肠袢，可用奶嘴固定在两件式底盘的底环上。单腔造口不可使用此方法。建议脱垂患者选择一件式平面大容量的造口袋，以容纳脱垂的肠管。不能回纳和合并旁疝的脱垂患者最好选用一件式造口袋，尽量避免使用两件式造口袋，因其底环容易损伤脱垂的肠管，套袋时也可能会摩擦肠管造成肠黏膜损伤。指导患者准确测量肠造口大小及掌握正确的粘贴方法。裁剪时应以肠管最大直径为标准，不能单纯测量底部，以免套袋时损伤脱垂的肠管。

2. 手术治疗

若脱垂出现肠扭转、阻塞甚至缺血坏死，应行急诊手术，不能回纳的病例也宜手术治疗。

3. 心理护理

安慰患者及家属，详细讲解发生脱垂的原因及治疗方法。

（三）宣教

1. 开展造口术前定位

肠造口脱垂以预防为主。肠造口手术前应做好充分的术前准备，选取合适的造口定位，并尽可能将肠造口定位于腹直肌上。

2. 避免导致腹压增高的因素

尽量减少提重物和收缩腹压的运动；慢性咳嗽、长期便秘、排便困难等应积极处理；指导患者咳嗽或打喷嚏时用手按压肠造口部位。

3. 腹带减压

腹壁肌肉薄弱的患者宜选用腹带等加以支持固定。

三、肠造口回缩

肠造口回缩（见图3-2-4）是造口术后主要的并发症，好发于回肠造口，其发生率在肠造口并发症中占1.5%～10%，通常在造口形成后6周内发生。肠造口回缩分为早期回缩和晚期回缩。早期回缩通常发生在术后一周左右，晚期回缩多发生在造口形成后的数月或数年。

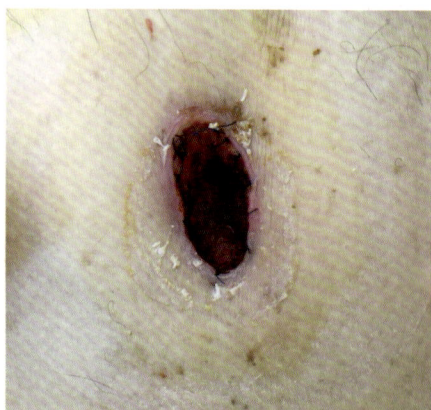

图3-2-4　肠造口回缩

（一）肠造口回缩的原因

1. 早期造口回缩原因

肠造口缺血坏死肠段回缩至筋膜上或腹腔内、肠造口黏膜缝线过早脱落、肠造口肠管过短而有张力、肠管游离不充分产生牵扯力、袢式肠造口支架过早拔除、造口周围脓肿、腹腔内炎症等。

2. 晚期造口回缩原因

手术时肠造口周围脂肪组织过多、肠造口位置设定不当、体重急剧增加、妇女多胎生育、体内继发的恶性肿瘤短期内快速生长、术后伤口瘢痕化等。

（二）肠造口回缩程度判断

要区分肠段回缩至腹壁的水平，是在筋膜外还是在腹腔内。

试管法：将直径小的清洁玻璃试管放入肠造口内，在光线照射下进行观察。

直肠镜检查：在肠镜直视下判断回缩的程度。

（三）预防

手术时注意保留足够的肠段，维持正常的造口血运。嘱患者保持正常的体重，避免短时期内体重剧增。

（四）处理

（1）轻度回缩患者，应注意观察其造口回缩的进展情况，选择两件式凸面或微凸造口底盘，配合造口腰带使用。特别注意，肝硬化、腹腔积液患者不可使用垫高式用品，以防止压迫到腹部的微血管造成肠造口周围皮肤溃烂。

（2）造口回缩至腹腔内的严重病例应立即施行手术，处理腹膜炎症，并重建造口。

（3）注意造口回缩后引起的造口狭窄，指导患者定期扩肛。若出现周围皮肤粪水性皮炎，则根据皮炎原则处理。

（4）造口用品选择：宜选用凸面或微凸造口底盘配合造口腰带，加压于肠造口周围皮肤，使肠造口基部膨出，以利于排泄物排出；肠造口回缩易导致造口处排泄物出现渗漏，如果出现渗漏需及时更换造口底盘，减少造口周围皮肤并发症的发生。

四、肠造口狭窄

肠造口狭窄（见图3-2-5）表现为造口皮肤开口细小，难以看见黏膜，或造口皮肤开口正常，但指诊时肠管周围组织紧缩，手指难以进入。临床表现为大便变细、排出困难、排便时间延长、腹胀、腹痛。临床上造口周径≤小指前段（患者本人）周径，且出现排便困难者，一般可考虑为狭窄。

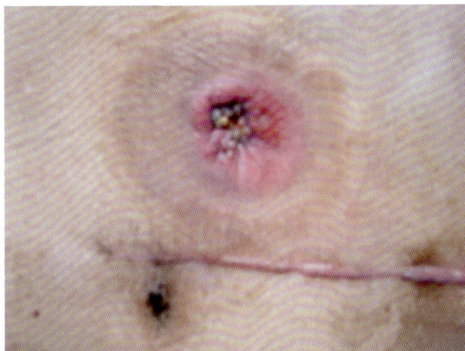

图3-2-5 肠造口狭窄

（一）原因

肠造口狭窄多发生于钳夹外置造口，因肠浆膜外露受刺激引起浆膜炎，产生肉芽组织，继之形成瘢痕、收缩，与皮肤切缘共同形成环状瘢痕狭窄；此外，造成造口瘢痕狭窄的重要原因还有造口周围化脓性感染，造口肠段过短回缩或肠壁血运障碍，手术操作中腹壁皮肤或肌肉腱膜切除过少等。

（二）严重程度判断

轻度：肠造口狭窄，伴有排便费力但尚能排便。

中度：肠造口狭窄，排便费力，需借助手压腹部或使用药物协助才能排便。

重度：肠造口狭窄，排便困难，借助手压或药物仍无效，患者常常感觉腹胀、腹痛，甚至出现不完全性肠梗阻，多见于单腔造口患者。

（三）处理

（1）做好饮食指导，避免进食难消化的食物，保持大便通畅。若有便秘，可遵医嘱服用泻药。

（2）扩肛：程度较轻者可使用手指扩宽造口，但注意不要损伤造口，动作要轻柔。需要强调的是，首次扩肛需要在专业人士的指导下进行，直到家属或患者完全掌握扩肛方法。扩肛时戴上手套，用液状石蜡或食用麻油涂抹探查手指，缓慢插入造口至第2～3指关节处，在造口停留3～5min，先从小手指开始探查狭窄程度（见图3-2-6），直到能插入食指第二节为止（见图3-2-7）。开始每日1～2次，7～10天后可隔日1次，半年后每周扩1次。此法仅为姑息疗法。对中度和重度患者除指导扩肛外，还应根据不同类型的造口做好相应的处理。①结肠造口患者：结肠造口狭窄致排泄困难导致的疼痛，可通过软化粪便缓解症状。注意观察患者是否有便秘，如发生便秘应指导患者避免进食容易引起便秘的食物，并给予口服泻药。此外，可能需要通过对肠造口周围挤压的方式协助患者排出粪便。②回肠造口患者：嘱患者对难消化的食物（如蘑菇、玉米等），应注意烹饪方式，防止食物阻塞。③泌尿造口患者：需要保持尿液排出通畅。必要时需要从泌尿造口留置导尿管引流尿液，以保证尿液的顺利排空。注意观察是否

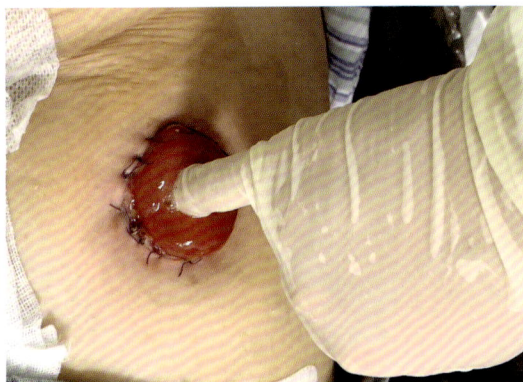

图 3-2-6　肠造口小指探查

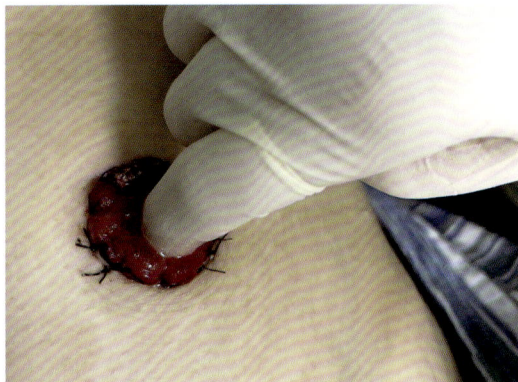

图 3-2-7　肠造口食指探查

存在因肠造口狭窄引起的尿潴留、感染等症状。

（3）宣教：指导患者注意观察病情进展，如出现腹痛、腹胀、排便费力，甚至停止排便等肠梗阻症状，应及时联系医务人员，并注意观察造口周围皮肤是否发生改变。

（4）造口袋选择：宜选择两件式造口袋，以便每天进行"扩肛"。肠造口狭窄患者周围皮肤常存在瘢痕，给粘贴造口袋带来一定的难度，应指导患者选择合适的造口袋。

（5）因造口狭窄引起肠梗阻的患者应及时就医，情况严重者，需要外科手术治疗。

五、肠造口皮肤黏膜分离

肠造口皮肤黏膜分离（见图 3-2-8）是指肠造口处肠黏膜与腹壁皮肤的缝合处分离，属于肠造口手术后的早期并发症之一，多发生在术后 1～3 周。

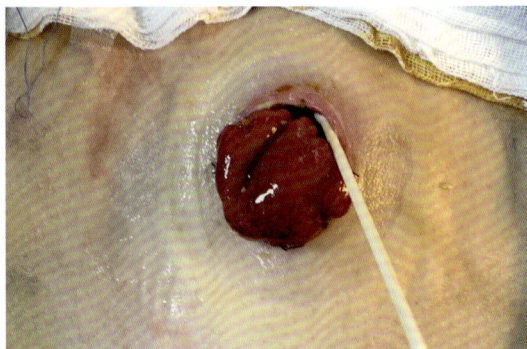

图 3-2-8　肠造口皮肤黏膜分离

（一）原因

（1）造口局部缺血坏死。

（2）造口形成时皮肤开口过大导致造口张力过大。

（3）手术缝合得太少。

（4）患者对缝线敏感或吸收不好，继发感染。

（5）营养不良、糖尿病、长期使用类固醇药物导致组织愈合不良。

（6）术前放疗。

（二）处理

（1）评估造口皮肤黏膜分离的原因、范围和深度。浅表分离的患者清洁后可使用造口护肤粉、防漏贴环保护，2天/次更换造口底盘至愈合。若分离较深，则视分离程度选择藻酸盐或油砂类新型敷料使用，裁剪合适的超薄泡沫敷料保护分离处皮肤，1～2天/次更换直置愈合。如果患者造口皮肤黏膜分离的同时合并严重造口回缩，则须汇报医生，视情况考虑手术治疗。造口皮肤黏膜分离患者肠造口周围创面较大，极少再次缝合，主要依靠敷料维持分离创面内的湿性平衡以促进创面愈合；创面愈合后通常会有瘢痕形成，日后肠造口可能会发生狭窄，要指导患者定期复查；若发现肠造口狭窄，应及时扩肛，预防造口狭窄加重。

（2）饮食指导。指导患者补充营养，术后早期进食期间，少量多餐；糖尿病患者注意控制血糖，避免进食难消化的食物，以免堵塞造口。

（3）心理护理。加强患者的心理疏导。

六、肠造口旁疝

肠造口旁疝（见图3-2-9～图3-2-10）是肠造口术后常见的一种并发症，仅次于造口脱垂。国内报道造口旁疝发病率为3%～10%，国外报道为10%～36%。临床表现：早期无明显临床体征，仅在造口旁有轻微的膨胀，随着疝逐渐增大，立位时明显，常伴有腹痛、腹胀等症状。

（一）分类

1.根据解剖特点分类

（1）真性造口旁疝：腹膜囊经腹壁缺损突出，位于皮下或组织间，发生率最高，占90%。

（2）造口间疝：常合并造口脱垂，腹内肠管随肠造口肠襻向皮下突出，筋膜缺损并且扩大。

图3-2-9 肠造口旁疝（1）　图3-2-10 肠造口旁疝（2）

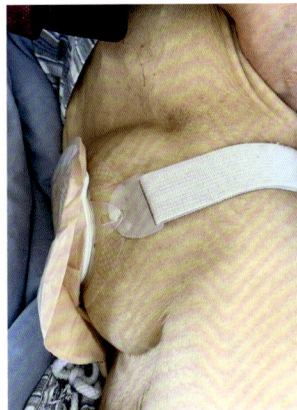

（3）皮下脱垂：腹壁筋膜完整，由肠造口处肠襻向外突出所致。

（4）假性疝：较少见，由于腹壁薄弱或支配腹直肌神经损伤过多，在肠造口侧方出现，不因体位改变而变化的弥漫性突出。

2.根据造口旁疝的直径大小分类

小型疝：0～3cm；中型疝：3～6cm；大型疝：6～10cm；巨大型疝：>10cm。

（二）原因

（1）疾病原因：包括肥胖、糖尿病、溃疡性结肠炎、慢性阻塞性疾病、术后感染、激素的使用以及恶性疾病等。

（2）患者因素：包括是否吸烟、年龄、营养不良等。吸烟活动会导致患者腹内压增高，而年龄增加、营养不良的患者腹壁强度下降。

（3）技术因素：包括肠造口位置、类型、大小、造口肠管拉出途径、是否预防性留置补片等。当肠造口位于伤口上或者腹直肌外侧时，患者肠造口区域腹壁强度较低，拮抗腹内压能力相对较差，易发生造口旁疝。

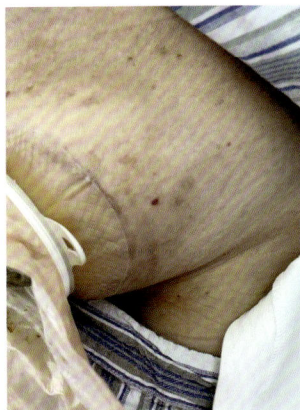

（三）处理

（1）非手术治疗：适用于早期或症状轻微者，可使用合适的造口腹带，且在使用前需先将造口复位，避免导致腹压增加的各种因素（如咳嗽、便秘、排便困难等）。指导患者选用一件式造口袋，避免使用两件式造口袋，尤其是凸面底盘，以减少患者换袋过程中出现的腹部用力问题。

（2）手术治疗：运用人工合成材料进行腹腔内修补法，其操作简便、局部张力低、复发率低，是目前首选的治疗方法。

（3）健康教育：指导患者合理饮食，控制体重，观察造口排气排便情况，并嘱患者穿宽松的衣服，以避免对造口的压迫。

七、肠造口出血

肠造口出血常发生于术后1～3天，多由皮肤与造口黏膜连接处小静脉及毛细血管出血所致。

（一）原因

（1）手术因素：术后早期肠造口出血，通常因行肠造口术时止血不充分引起。出血部位可以是黏膜、肠系膜或腹壁肠造口处的小血管。

（2）创伤：造口袋大小不合适或使用不当损伤肠造口黏膜而导致出血；擦洗过程中用物过于粗硬，力度过于粗暴。底盘裁剪过小或底盘内径过于毛糙。

（3）动脉外露于肠造口边缘：手术过程中误将动脉外露于肠造口边缘，患者进行肠造口护理时损伤外露动脉造成出血。

（4）门静脉高压：当肝消融损伤或血管狭窄时，通过门静脉从肠到肝的静脉血流受阻。门静脉高压可能因肝硬化或硬化性胆道炎引起，偶见于肠炎或肝转移癌。门静脉高压导致胃肠道静脉扩张，扩张的血管受侵蚀而发生大出血。

（5）疾病：复发性肠炎、息肉或肿瘤复发均能导致肠造口出血；某些药物或治疗也可能引起肠造口出血，如华法林。

（二）处理

（1）少量黏膜表面出血，用棉球、纱布稍加压迫，或使用造口护肤粉敷于出血肠黏膜表面，即可止血。出血量多，可用1%肾上腺素湿纱布压迫或云南白药粉外敷。若肠腔出血，则需手术治疗。

（2）注意裁剪技巧，用造口尺准确量取造口直径（或最长直径），实际裁剪直径要比量取直径长2～3mm。

（3）更换造口袋时动作轻柔，选用较柔软的底盘。

（4）饮食指导：如患者腹部正在接受放射性治疗，应避免摄入高纤维、刺激性的食物（如韭菜、辣椒、葱、大蒜、生蔬菜），以减少肠蠕动。进食时食物温度不宜过高，每次少量多餐，合理安排饮食，减少肠道负担。

（5）指导患者生活中不能剧烈活动，运动以散步为主，不能提重物，宜穿戴棉质宽松的衣服。

（冯春）

第三节　造口周围并发症

一、刺激性皮炎

刺激性皮炎（见图3-3-1）是肠造口术后常见的并发症之一，是由于粪便经常刺激而引起的造口周围皮肤糜烂。刺激性皮炎约占造口并发症的36.5%，多数由粪便渗漏引起，因此临床上粪水性皮炎较为常见。其中回肠造口的排泄物刺激性尤其大，一旦与皮肤接触，更容易引起皮肤溃疡。

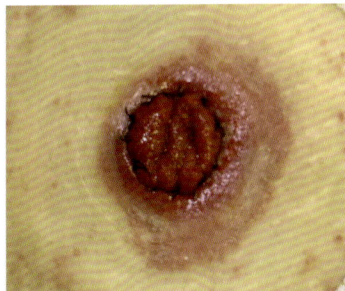

图3-3-1　刺激性皮炎

（一）原因

（1）回肠造口排泄物的强腐蚀性。

（2）造口外露的黏膜高度或位置不理想。①肠造口高度不理想：造口外露黏膜高度与腹部平齐或低于腹部水平，排泄物易从底盘内圈边缘渗漏至底盘下。②造口位置不佳：因急诊手术或其他原因术前未行造口定位，术后造口位置在患者看不见的部位，易导致护理困难；造口位置距离手术切口过近，伤口渗液多时易造成渗漏风险。

（3）取坐位时造口周围皮肤不平整，排泄物易渗漏底盘与皮肤之间的间隙。

（4）造口护理技能掌握不到位。①底盘裁剪开口过大，造口暴露的皮肤被排泄物渗漏，尤其是回肠造口。②造口附属产品选用不当。③造口底盘粘贴时间过长，底盘黏胶失去作用。④粘贴技巧未掌握，护理不当。

（5）支撑棒留置：撑棒的留置易导致患者底盘裁剪及粘贴困难。

（二）预防

（1）若非急诊手术，在患者病情允许的情况下，最好行术前造口定位。

（2）每次造口底盘裁剪前都应测量造口大小。手术前期6～8周内因造口水肿，底盘裁剪孔径会稍大，待水肿消退，应重新评估造口大小，裁剪直径一般比造口大1～2mm。造口底盘裁剪的形状应尽可能与肠造口形状相近。

（3）选择合适的造口底盘，若造口周围腹部形态发生改变，应及时更换底盘型号。

（4）造口底盘粘贴时间不可过久。

（5）皮肤护理指导：使用温水清洗造口周围皮肤，忌用碘酒、酒精等消毒液清洗造口周围皮肤，以免皮肤干燥而更容易受损。

（三）处理

（1）在撕除底盘后再评估患者出现粪水性皮炎、底盘渗漏的原因。

（2）根据粪水性皮炎皮肤情况进行处理：评估造口周围腹部形态，是否需要更换底盘型号；造口周围皮肤出现轻微发红，可使用造口护肤粉和防漏贴环保护，每2～3天更换1次造口底盘；如出现皮肤破损可适当选用超薄泡沫敷料进行保护，再使用造口护肤粉和防漏贴环保护，视皮肤破损程度决定底盘更换频率；如果更换凸面或微凸底盘，必须配合造口腰带使用。

（3）指导患者及其家属正确裁剪底盘、选用造口附件产品以及底盘粘贴技巧和注意事项。

二、过敏性皮炎

肠造口周围皮肤过敏性皮炎（见图 3-3-2）是皮肤、黏膜接触某些物质后在接触部位发生的急性或慢性炎症反应，在慢性期主要表现为皮肤裂隙、苔藓化和角化过度。肠造口患者造口周围皮肤过敏性皮炎发生率为 11.38%。临床表现：与造口产品接触的皮肤出现红斑、水疱；皮肤破损的范围和形状与过敏原一致；患者自觉皮肤瘙痒、有烧灼感；也有患者表现为造口袋粘贴困难。一般以造口底盘黏附剂过敏者多见。

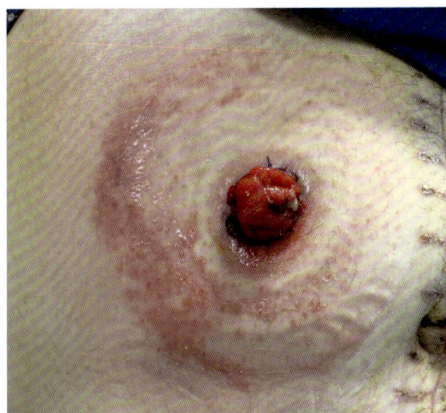

图 3-3-2 肠造口周围皮肤过敏性皮炎

（一）原因

（1）造口用品的选择不适当。

（2）清洗过程中未将清洗剂清除干净。

（3）造口底盘粘贴时间过久。

（4）放化疗。

（二）处理

（1）寻找病因，明确诊断，判断患者过敏原。

（2）清洁造口周围皮肤，可使用类固醇药物外涂，2～3次/天，涂药20min，再用清水洗净后贴袋；或用炉甘石洗剂外涂，2～3次/d，待干后使用无菌纱布裁剪外敷，造口底盘联合造口腰带使用（底盘无须撕除粘贴纸）。

（3）皮损严重渗液多者，根据渗液量可使用水胶体或超薄泡沫敷料，帮助渗液管理。

（4）造口底盘过敏，更换造口底盘型号或品牌。将可疑致敏造口底盘剪成2cm×2cm大小的方块贴在患者前臂或腹部等处48h后剥离，观察患者是否确实对所使用的造口底盘材料过敏，无皮肤反应为阴性，24h后皮肤发红不消失或严重则为过敏反应。

（5）过敏严重，并伴有身体其他部位瘙痒时，建议口服抗组胺药物。

三、放射性皮肤损伤

放射线除对肿瘤细胞有杀伤作用外，还会损伤正常组织。随着放射线剂量的增加，患者照射野皮肤会产生放射性反应，临床表现主要为皮肤红肿、糜烂甚至溃疡，患者可出现不同程度的疼痛、不适感、刺激感、瘙痒和烧灼感。放射性皮肤损伤的分级标准：0级，皮肤无变化。Ⅰ级，轻度红斑、脱屑、瘙痒、毛囊扩张、色素沉着、干性脱皮等。Ⅱ级，中度/明显红斑、中度水肿、斑点样湿性脱皮（大部分局限于皮褶）。Ⅲ级，融合性湿性脱皮（大部分局限于皮褶），并非因小创口或磨损所致的出血。Ⅳ级，皮肤坏死，全真皮层溃疡，相关部位自发性出血。

（一）原因

（1）接受放射线治疗后，放射线引起造口及其周围皮肤损伤。真皮层弹性纤维组织受损；皮肤表层变薄及破损；皮肤末梢小血管受损。

（2）放射线导致皮肤及皮下组织萎缩，局部的血运、氧供很差，皮肤易因摩擦、碰撞等因素发生溃疡，甚至坏死。

（3）护理不当会导致放射区域脆弱的皮肤受损。

（二）预防

（1）正确使用造口产品。

（2）指导患者正确移除造口袋的手法：动作轻柔，一手按住皮肤，另一手轻轻撕下造口底盘。

（3）放射治疗时使用挡块遮挡以保护造口周围皮肤。

（4）对患者进行健康教育：当造口周围皮肤出现瘙痒时，不能用手搔抓，可以使用造口护肤粉进行处理；造口袋渗漏应及时更换；如有皮肤问题应及时至门诊就诊。

（三）处理

（1）在接受放射线治疗时充分保护造口，造口位置接近放射野时，指导患者在每次治疗时遮挡好造口，保持造口周围皮肤的完整。

（2）正确使用造口袋，更换时动作轻柔。

（3）做好局部皮肤的日常护理，造口及造口周围皮肤淋浴或用温水清洁，禁止使用消毒液或强碱性肥皂清洗。

（4）加强心理护理和饮食管理，若造口周围皮肤出现瘙痒感不能用手抓，勤剪指甲。

（5）若出现造口周围皮肤破损，视渗液情况选择敷料进行处理，若渗液少可选择水胶体敷料或藻酸盐联合水胶体进行处理；若皮肤损伤严重，渗液较多，可选择藻酸盐联合超薄泡沫敷料进行处理；若皮肤损伤出现坏死组织，则需要进行清创处理，建议暂时停止放射治疗。

四、尿酸盐结晶

尿酸盐结晶是泌尿造口最常见的并发症之一，是指细菌将碱性尿液内的尿酸分解成白色粉末结晶，黏附在肠造口及其周围皮肤上。

（一）原因

（1）与患者饮食中摄取较多碱性食物，再加上水分摄入不足导致尿液偏碱性有关。若进食蛋类、鱼类、瘦肉、动物内脏、核桃、花生等酸性食物，则尿液呈酸性；若进食菠菜、绿豆芽、杏仁等碱性食物，则尿液呈碱性。

（2）细菌也会使尿液呈碱性，磷酸盐沉积后形成结晶黏附在造口及周围皮肤上。

（二）预防

（1）饮食指导：鼓励患者多进食酸性食物，多饮水（每天 2000～3000mL）。饮用富含维生素 C 的果汁或食用维生素 C，以稀释和酸化尿液，避免造口处结晶形成。

（2）健康宣教：指导患者使用抗反流的泌尿造口袋，夜间可以使用引流袋，并且指导患者日常护理时清洁造口周围皮肤。

（三）处理

指导患者及其家属在更换造口底盘时使用柔软的毛巾或纱布蘸白醋水（醋与水的容积比例为 1∶3）清洗，去除造口周围的结晶。若结晶不易清洗，可以用白醋水湿敷后再擦拭。

五、造口周围静脉曲张

造口周围静脉曲张也称脐周静脉曲张，为少见的造口周围皮肤并发症，常见于各种原因引起的门静脉高压患者，以肝脏疾病引起者居多。

（一）临床表现

（1）典型的特征是造口周围出现清晰可见的、曲张的静脉以造口为中心呈放射状散射。

（2）发生此并发症的患者不会有任何疼痛感，唯一的症状是出血，有时甚至是致命性大出血。护理时需避免对造口施加压力，减少对造口的损伤或摩擦。应指导患者在出血时采用压迫、冰敷及止血敷料进行初步处理，更换造口产品时需动作轻柔。

（二）诊断依据

（1）局部评估：造口周围皮肤发紫、变薄；扩张、屈曲的血管在造口周围呈辐射状延伸；造口周围的黏膜可能伴有充血、发红。

（2）整体评估：患者常患有慢性肝脏、胆道疾病；肝硬化伴有门静脉高压没有得到控制；脾肿大；相关的血液指标异常，如血浆胆红素升高，血浆白蛋白及血小板计数降低。

（三）护理

（1）出血时处理。发现造口袋内有鲜血，应立即取下造口袋，评估出血原因及部位。发现肠造口旁静脉损伤出血，应立即按压出血部位压迫止血，必要时可使用造口护肤粉、藻酸盐等敷料。若上述方法处理无效，应通知医生进行药物等处理。

（2）观察生命体征。患者如出血较多，应监测患者的生命体征。

（3）健康宣教。擦拭、清洗、更换造口底盘时动作轻柔，避免损伤造口；尽量避免造口及其周围受压、外伤、损伤；使用材料柔软的底盘，避免频繁更换造口底盘；指导患者掌握紧急处理出血的方法。

（4）心理护理。告知患者紧急出血的处理方法，避免恐慌。

（四）治疗

（1）介入治疗：经颈静脉肝内静脉门体静脉分流术；经皮注射硬化剂；外科手术。

（2）药物治疗：普萘洛尔（治疗门静脉高压非常有效的，但目前对其的关注较少）。

（3）原发肝脏疾病的治疗：患者预期寿命的长短主要取决于原发性肝脏疾病的性质及严重程度，因此治疗的基本重心应放在对原发肝脏疾病的治疗及肝功能的维持上。

六、造口周围皮肤增生

造口周围皮肤增生是指紧邻肠造口周围皮肤区域出现的疣状突起，是肠造口患者常见的并发症之一，通常好发于泌尿造口和回肠造口。

（一）原因

常见原因有造口底盘裁剪的孔径过大，造口周围皮肤长期暴露于排泄物中；肠造口护理不当导致排泄物渗漏又未及时更换造口袋。

（二）临床表现

肠造口周围长期受刺激的局部皮肤增厚，表现为不规则的疣状突起，可能突出皮肤几毫米，有色素沉着，呈深棕色、灰黑色或灰白色，疼痛明显，容易出血。

（三）处理

（1）评估患者的造口产品是否合适，指导患者及其家属掌握造口底盘的裁剪技巧，及时更换造口底盘。

（2）使用凸面造口底盘将增生部分压平，配合造口腰带使用。

（3）可尝试使用硝酸银棒点灼，如果有出血可压迫或使用造口护肤粉。

七、毛囊炎

毛囊炎是指肠造口周围皮肤的毛囊及其周边组织受细菌感染而发生的炎症反应，常见致病菌包括金黄色葡萄球菌、链球菌以及铜绿假单胞菌。

（一）原因

造口周围皮肤的毛发修剪不当：不正确地修剪周围皮肤上的毛发或频繁修剪该类毛发都会损伤造口周围皮肤和毛囊。移除造口底盘时损伤造口周围皮肤的毛囊：移除底盘时没有一手按压皮肤，另一手慢慢撕除，或撕除时过于暴力。

（二）临床表现

初期表现为以毛囊为中心的红色丘疹样改变。若处理不当，可能会出现脓疱导致疼痛；临床上注意将其与疖、痈等鉴别诊断。

（三）预防

（1）指导患者正确撕除底盘，动作轻柔，或可使用黏胶去除剂，避免损伤皮肤。

（2）指导患者使用电动剃须刀或剪刀将毛发去除，避免使用手动剃须刀剃除，以免损伤皮肤毛囊。

（四）处理

（1）早期可使用碘伏消毒，生理盐水清洗后选择水胶体敷料保护，或使用造口护肤粉。

（2）进展期如果出现细菌感染、脓疱等变化，需清创，再使用银离子敷料，并及时到专业的门诊进行处理。

八、造口周围恶性肿瘤

造口周围恶性肿瘤（见图3-3-3）是指发生于肠造口黏膜及其周围皮肤的恶性病变。

（一）原因

（1）手术切除患病肠管时肿瘤细胞的种植。

（2）恶性肿瘤进展。无法进行根治术的患者，随着肿瘤的进展，肿瘤可能会侵犯肠腔，甚至穿破肠造口周围皮肤生长。

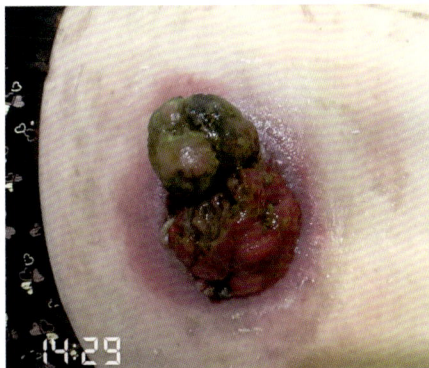
图3-3-3 造口周围恶性肿瘤

（3）手术后肿瘤复发导致。

（二）临床表现

肠造口旁或周围皮肤出现异常肿块，可能是一个或多个分散的小结节。肿瘤破溃可能会出现恶臭味。

（三）处理

指导患者选用柔软、材质温和、容量较大的一件式造口袋；裁剪时，造口底盘的裁剪边缘应平滑，避免磨损和损伤造口周围皮肤的黏膜和癌细胞组织。针对恶性肿瘤创面的处理，应及时转诊寻求进一步诊治。

九、机械性损伤

机械性损伤包括肠造口周围皮肤表皮层或真皮层的继发性损伤引起的破损，以及由压力、剪切力或不恰当的护理、造口袋不合适而引起的机械性损伤。

（一）原因

（1）撕除底盘时过于用力，引起表皮受损。
（2）频繁更换造口底盘，导致皮肤损伤。
（3）清洁造口周围皮肤不恰当，使用纸巾过于粗糙或擦拭时过于用力。
（4）使用凸面底盘或造口腰带时损伤皮肤。

（二）临床表现

造口周围皮肤疼痛；有时伴出血或渗出。

（三）预防

（1）指导患者正确移除造口底盘，可使用黏胶去除剂。

（2）擦拭造口周围皮肤时动作应轻柔，选择柔软的纸巾。

（四）处理

（1）指导患者及其家属更换造口袋的技巧。

（2）选择合适的造口产品。

（3）适当减少底盘更换的频次。

（4）处理破损皮肤。根据皮肤破损程度，选择合适的敷料。需要时请专业的护理人员进行判断，及时来院就诊。

（冯春）

第四节　肠造口术前定位及其意义

一、标准的造口位置特点

标准的造口应位于脐、左右髂前上棘和耻骨联合形成的菱形中。以脐与髂前上棘连线中上 1/3 交界为预计造口位置（见图 3-4-1）。造口周围皮肤健康、平整，无瘢痕和皱褶，尽可能避开骨性隆起（如肋弓、髂前上棘）。造口位于腹直肌上，不影响患者生活习惯（如穿戴习惯），避开裤腰带位置。

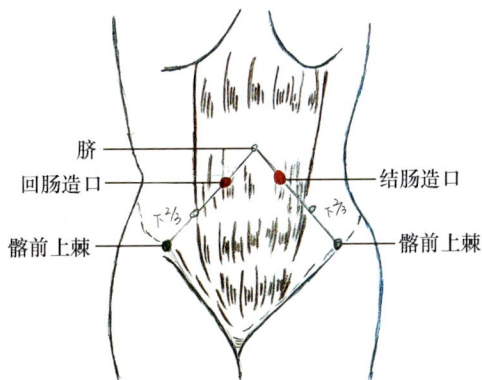

图 3-4-1　理想的肠造口位置

二、造口术前定位的目的和原则

（一）造口定位目的

（1）便于患者进行自我护理。造口位置的选择最终目标是要方便患者自我护理，只要患者生活能自理，就要求达到自我护理的目的。如患者无法直接看到自己造口的位置，就无法完成自我护理。

（2）便于便捷使用造口护理用品。造口是粪便和尿液等排泄物改道排泄的路径，为避免排泄物渗漏侵蚀周围皮肤，通常会使用造口护理附件产品，因此造口位置的选择要同时方便造口袋的粘贴和造口附件产品的使用。

（3）减少造口并发症的发生。理想的造口治疗最终是为了让患者及早回归社会，像正常人一样生活，尊重患者原有的生活习惯，在达到治愈原发疾病的基础上实现自我护理。选择造口位置应综合考虑患者的需求，如民族、地区风俗习惯和体型。

（二）造口定位原则

理想的造口定位必须考虑手术切口、髋骨、耻骨联合、脐、腰和肋缘下沿6个因素；附加考虑患者的腹部皮肤皱褶、陈旧的手术疤痕或疝、腹部外形和视觉因素、患者宗教信仰和文化背景等因素。

（1）患者在坐位、卧位、站立位、蹲位时，均能看清楚造口，方便患者实现自我护理。

（2）造口定位尽量位于平整健康的皮肤表面，避开凹陷、瘢痕、皱褶、手术切口、骨性隆突处等位置，便于粘贴造口袋，不影响患者穿戴衣物，减少排泄物渗漏情况发生。

（3）造口位于腹直肌处，预防造口脱垂、造口旁疝等并发症。

（4）小儿造口位置原则：遵循护理简单原则，避免脐带污染，远离手术切口，位置勿过低，双造口间距尽量大，横结肠造口适合定位于脐下或脐下的腹部正中位置。

三、术前造口定位的方法

（一）定位时间

一般为术前 24h 进行造口定位，过早定位会影响标识的清晰度。

（二）定位前准备

（1）定位前备皮。

（2）定位前评估手术类型，回肠造口、泌尿造口位于右下腹部；横结肠造口位于左或右上腹部；乙状结肠造口位于左下腹部。

（三）造口定位的步骤

（1）向患者及家属解释定位的目的和重要性。

（2）根据患者手术类型选择定位的位置，冬天要注意保暖。

（3）寻找腹直肌，患者取平卧位，暴露腹部皮肤。回肠造口或横结肠造口时，操作者站在患者右侧；乙状结肠造口时，操作者站在患者左侧。操作者用手托起患者头部，并嘱患者眼睛看向脚尖，此时应能摸到 1 条纵行收缩的肌肉，即为腹直肌，用油性笔以虚线做好标记。

（4）造口定位通常位于脐、左右髂前上棘和耻骨联合形成的菱形中，以脐与髂前上棘连线中上 1/3 交界为预计造口位置。横结肠造口在剑突至脐连线中点的右侧，旁开中线 2 横指。

（5）将未撕除保护膜的造口底盘放置于患者腹部，让患者在取坐位、站位、卧位、蹲位的情况下，看是否能看见及触及造口。确认好后用油性笔作约 2cm 实心圆标记，必要时可贴上透明薄膜进行保护。嘱咐患者不要擅自擦除此标记。

（6）造口定位后，患者应坐位、站位、蜷曲、前弯腰伸展、带造口袋模拟生活 1d，以定位最佳实际造口位置。

（四）特殊患者的造口定位

（1）长时间坐轮椅的患者，需以患者的轮椅高度等来评估造口的位置。

（2）乳房下垂的妇女，造口位置应定在腹部左（右）的略下方，以免下垂的乳房遮住视线，影响后期的护理。

（3）身体肥胖明显或腹部隆凸明显的患者，造口位置要提高到左（右）上腹部，离肋骨下缘5cm以上位置，以免隆凸的腹部挡住患者检查造口的视线以及影响患者自我护理。

（4）若患者需要同时做泌尿造口和肠造口两个造口，最好在左、右两侧各做一个，并且不要把两个造口做在同一水平线上。泌尿造口和回肠造口位置最好位于上方，而结肠造口位于下方，避免患者后期需要佩戴造口腰带时对另一造口产生压迫，从而影响腰带的使用。

（冯春　陈萍）

第 四 章

造口护理用品
的使用

第一节 常见的造口护理用品及其特性

随着造口治疗的不断发展，造口器材也随之不断改进，辅助用品应运而生。自1935年美国首次研制出肠造口袋以来，造口器材发展迅速：腰带式、非腰带式；固定式、裁剪式；一次性、非一次性；不可引流、可引流；无适透模式、适透模式；一件装、两件装或三件装。很多相应护肤用品也陆续生产，用以防治造口患者的刺激性皮炎、过敏性皮炎、溃疡，也用于除臭和防漏等。目前，世界上有十几家大公司专营造口器材，为造口患者提供各式各样的造口用具，给患者的日常造口护理带来了方便与舒适。

一、造口底盘及造口袋

造口袋是用来收集造口患者排泄物的用具，它作为造口患者长期使用的一种产品，若质量不好或粘贴不牢，不仅会损伤造口周围皮肤，而且会挫伤患者继续生活的勇气，严重影响患者的生活质量。

理想造口袋的特点：①底盘安全，对皮肤无刺激，粘贴性好，能防止排泄物渗漏，有效保护造口周围皮肤。②能妥善收集性状不同的粪便，对异味隐蔽性好。③材料柔软，与皮肤接触无刺激，与衣物接触无杂音。④大小合适。⑤护理操作简单，患者可自行完成。⑥满足患者生活及治疗需要。⑦符合患者个性需要，且经济实惠。

目前，市场上的造口袋产品多种多样，进口造口袋有爱乐康（Alcare，日本）、康乐保（Coloplast，丹麦）、康维德（ConvaTec，美国）；国产的有可孚、新辉、造得乐等。但无论造口袋品种有多少，基本分为以下几类：①一件式造口袋(one piece pouch)：粘贴部和袋子连为一体不能分开（见图4-1-1）。②两件式造口袋(two piece pouch)：粘贴部和造口袋可以分离，即袋子可除下清洗（见图4-1-2）。③排放型袋（open-ended bag)：造口袋下方或上方可以打开，用来排放排泄物。④封闭型造口袋（closed-ended bag)：造口袋为全封闭，不可排放，当袋子内有一定量排泄物后需要重新更换。

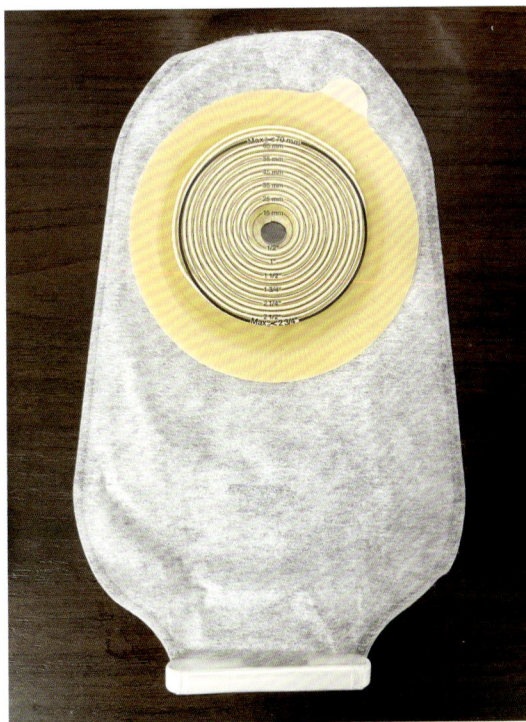

图4-1-1 一件式造口袋

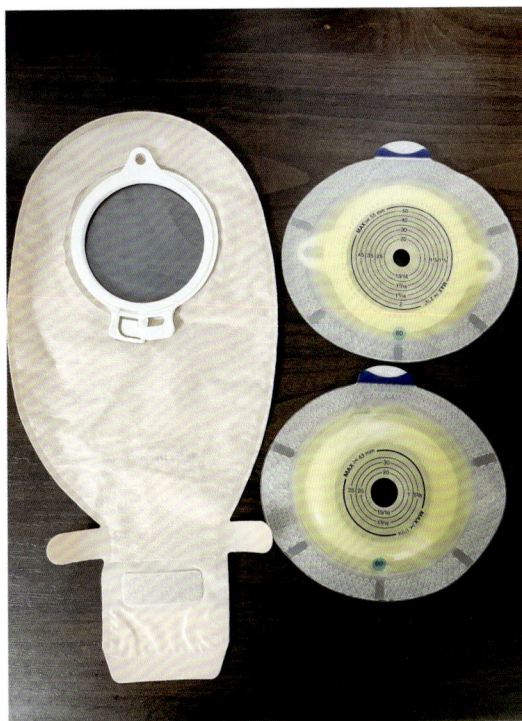

图4-1-2 两件式造口袋

此外，造口袋根据颜色还可以分为透明造口袋和不透明造口袋，某些国产品牌还有非粘贴性扣袋式造口袋。根据患者需求的不同还可以选择造口灌洗装置、造口栓和迷你型造口袋。

（一）一件式肠造口袋

适用于肠造口人士。

1. 优点

（1）使用方便；

（2）底盘薄、柔软；

（3）如用碳片可除臭、防胀袋；

（4）无纺布背衬，使用舒适；

（5）若为闭口袋，则不需要清洗，患者生活质量高；

（6）若为开口袋，则底端开口，方便倾倒排泄物；

（7）若为透明造口袋，则方便观察造口及排泄物情况；

（8）若为非透明造口袋，则可减少视觉刺激。

2. 缺点

（1）佩戴后不能调整袋口方向；

（2）不适用于造口平坦和造口凹陷者；

（3）若为闭口袋，则每日需更换 1～2 次；

（4）若为透明造口袋，则会有视觉刺激；

（5）若为非透明造口袋，则不方便观察造口及排泄物情况。

（二）一件式尿路造口袋

适用于泌尿造口和管理伤口渗液。

1. 优点

（1）使用方便；

（2）底盘薄、柔软；

（3）抗反流设计，能防止尿液回流；

（4）无纺布背衬，使用舒适；

（5）底端开口，夜间可连接床边引流袋；

（6）若为透明造口袋，则方便观察造口及排泄物情况；

（7）若为非透明造口袋，则减少视觉刺激。

2. 缺点

（1）佩戴后不能调整袋口方向；

（2）不适用于造口平坦和造口凹陷者；

（3）若为透明造口袋，则会有视觉刺激；

（4）若为非透明造口袋，则不方便观察造口及排泄物情况。

（三）两件式造口底盘

适用于排泄物较多的回肠造口或尿路造口人士。

（1）预裁剪式造口底盘：造口底盘无需裁剪，使用方便；适用于老年、视力差或使用剪刀有困难的患者。

（2）微凸及凸面底盘：适用于情况特殊的造口，如凹陷、回缩或造口位置不佳者。

（3）底盘有浮动环：造口袋扣合时在患者腹部不须加压力，患者腹部不须用力，适合术后早期患者。

（4）带伸缩型胶布的底盘：适用于活动度较大的患者。

（四）两件式肠造口袋

适用于排泄物较多的回肠造口人士。

1. 优点

（1）有多种型号可供选择；

（2）可随意变换造口袋方向；

（3）造口袋可脱卸，方便清洗，可彻底冲洗造口袋；

（4）如用碳片可除臭、防胀袋；

（5）无纺布背衬、使用舒适；

（6）若为闭口袋，则不需要清洗，患者生活质量高；

（7）若为开口袋，则底端开口，方便倾倒排泄物；

（8）若为透明造口袋，则方便观察造口及排泄物情况；

（9）若为非透明造口袋，则减少视觉刺激。

2.缺点

（1）扣合时需要掌握技巧；

（2）若为透明造口袋，则会有视觉刺激；

（3）若为非透明造口袋，则不方便观察造口及排泄物情况。

（五）肠造口袋（见图4-1-3）与泌尿造口袋（见图4-1-4）的区别

（1）开口设计：肠造口袋是广口，泌尿造口袋是阀门。

（2）袋身设计：肠造口袋无抗反流，泌尿造口袋抗反流。

（3）底盘设计：肠造口袋不耐腐蚀，泌尿造口袋耐腐蚀。

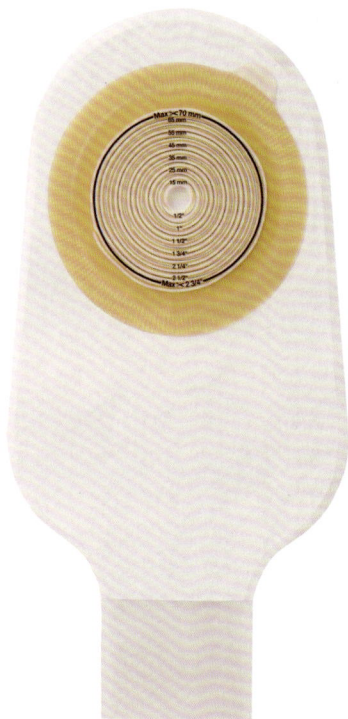

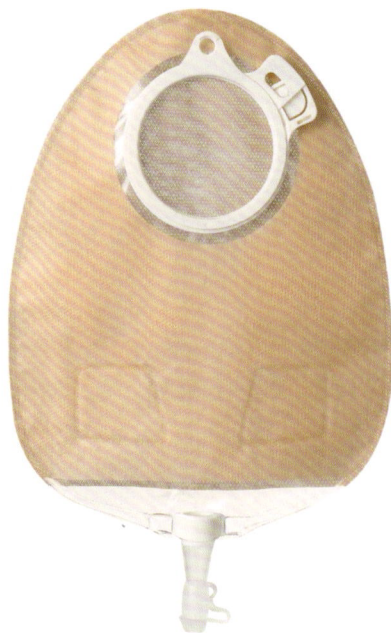

图 4-1-3　肠造口袋　　　　　　　　图 4-1-4　泌尿造口袋

（六）一件式造口袋与两件式造口袋的区别

（1）一件式造口袋特点：便捷易操作，底板柔软，顺应性佳；不能随意更换开口方向、清洗不便。

（2）两件式造口袋特点：开口方向可调，方便清洗，袋身可重复利用；闭合时有技巧，底板顺应性欠佳。

（七）开口造口袋与闭口造口袋的区别

（1）开口造口袋（见图4-1-5）特点：能反复排放，更经济，应用广泛；难以打理，需清洗，容易有异味。

（2）闭口造口袋（见图4-1-6）特点：无需清洁、方便卫生、无异味；一次性使用欠经济，应用具有局限性。

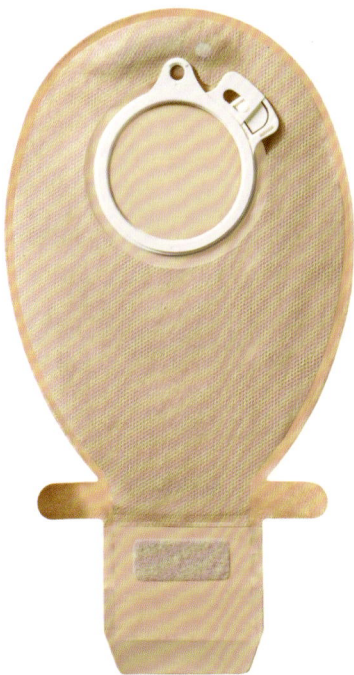

图 4-1-5　开口造口袋

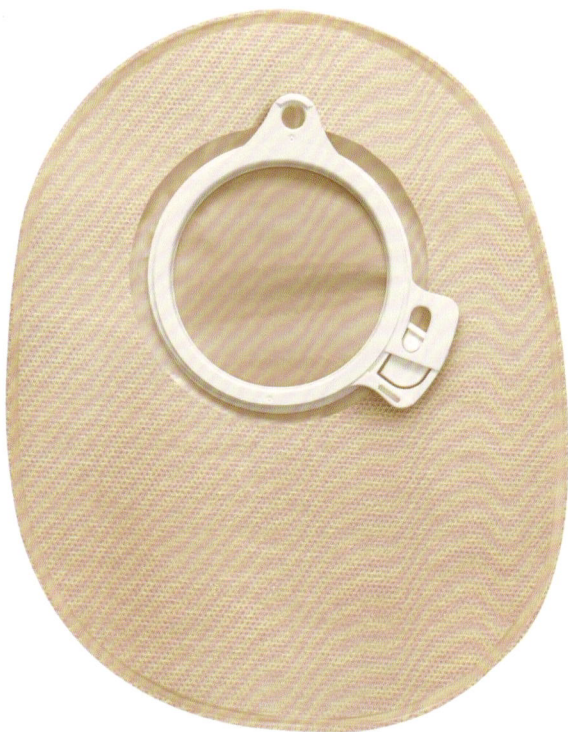

图 4-1-6　闭口造口袋

（八）透明造口袋与非透明造口袋的区别

（1）透明造口袋（见图4-1-7）：便于观察造口及排泄物情况；能维持部分患者的安全感；视觉冲击较大，患者接受度差。

（2）非透明造口袋（见图4-1-8）：视觉感较好，接受度高；不便于两件式扣袋；不利于观察造口及排泄物情况；部分患者无安全感。

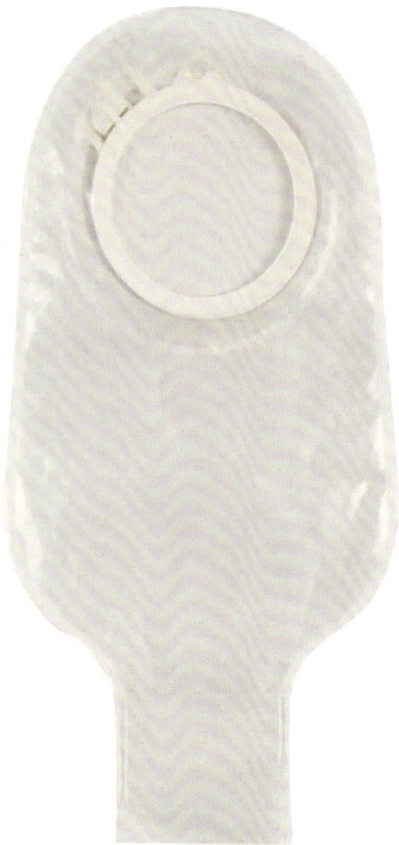

图 4-1-7　透明造口袋　　　　　　　　图 4-1-8　非透明造口袋

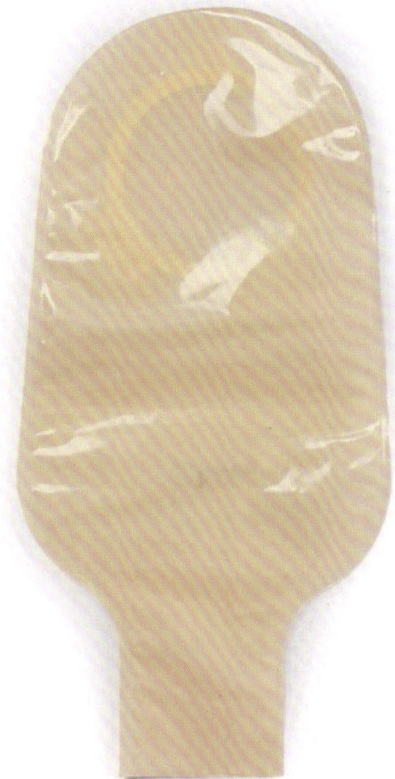

（九）含碳片与不含碳片造口袋的区别

（1）含碳片（见图4-1-9）：利于气体的排放；省去排气烦琐步骤；不利于观察排气情况。

（2）不含碳片：利于观察造口排气情况；对于产气较多者易胀袋；排放不及时易漏。

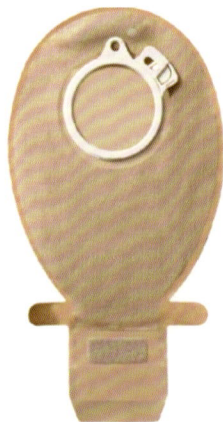

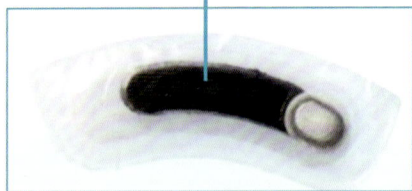

（十）裁剪式造口底盘与预裁剪式造口底盘的区别

（1）裁剪式造口底盘（见图4-1-10）：开口口径固定，可根据造口大小裁剪；规格型号易于记忆；需要裁剪，但适用于不同形状造口。

（2）预裁剪式造口底盘（见图4-1-11）：基本不需裁剪，使用方便；规格齐全，型号多，易混淆；多适用于规则造口。

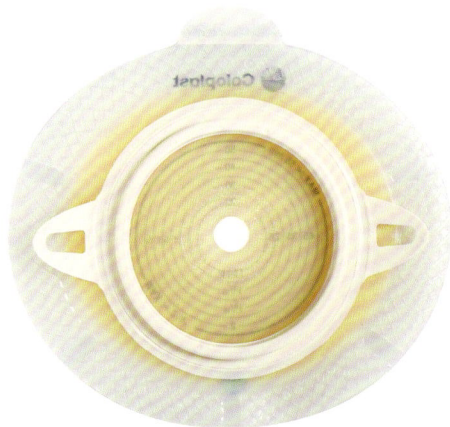

碳片

图4-1-9　含碳片造口袋

图4-1-10　裁剪式造口底盘

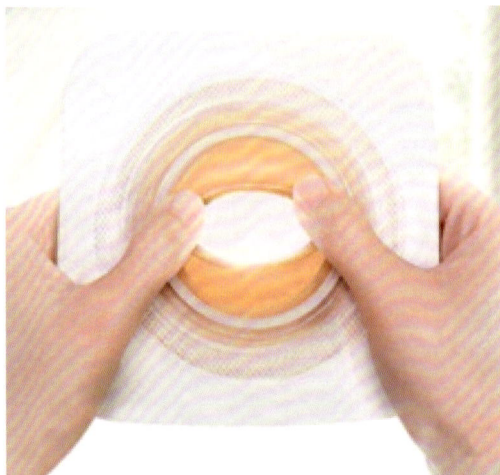

图4-1-11　预裁剪式造口底盘

（十一）特殊情况造口袋的选择

（1）术后早期：透明造口袋、无碳片装置、带皮肤保护剂。

（2）社交、性生活、造口灌洗后：迷你型造口袋。

（3）回肠造口：开口袋／尿路造口袋。

（4）造口凹陷：凸面底盘＋造口腰带。

（5）造口旁疝：一件式造口袋。

（6）造口脱垂：一件式造口袋。

（7）过敏性皮炎：更换另一系列造口用品。

（8）造口肿瘤种植：使用较软底板，减少换袋次数。

二、造口附件产品

使用造口附件产品的目的是预防造口周围潮湿相关性皮炎。

（一）造口周围潮湿相关性皮炎

邻近造口的皮肤因容易暴露在排泄物（如尿液或稀便）中引起皮肤侵蚀或炎症反应。

（1）邻近造口的皮肤：通常指造口底盘覆盖下的区域。

（2）潮湿来源：造口流出物（包括粪便、尿液、肠道黏液等）、汗液、伤口渗出物，以及来自外部的潮湿源（如游泳、泡澡等）。

造口周围潮湿相关性皮炎的范畴很广，2018WOCN 指南已将刺激性皮炎命名为造口周围潮湿相关性皮炎。此外，因潮湿反复刺激导致的假疣性炎性增生和尿酸盐结晶，以及因潮湿致皮肤耐受力下降继发的机械性损伤等也属于造口周围潮湿相关性皮炎的范畴。

（二）造口周围潮湿相关性皮炎产生的影响因素

潮湿相关性皮炎、排泄物渗漏和潮湿环境 3 个因素非常容易形成恶性循环导致造口周围皮肤损伤。原因如下：①造口周围潮湿相关性皮炎会使造口用品与皮肤无法紧密粘贴，增加意外渗漏的频率。②渗漏发生后，由于排泄物本身具有一定腐蚀性会造成皮肤损伤，因此又形成了潮湿的环境。③暴露于潮湿环境中会再次引发或加重造口周围潮湿相关性皮炎。这种恶性循环一旦形成，会严重增加患者的身心痛苦和负担，因此做好预防，避免这 3 个因素出现非常重要。

很多因素会引发造口周围潮湿相关性皮炎。最常见的两个影响因素为排泄物性质和暴露时间。回肠造口和尿路造口由于排泄物性质特殊，应尤其关注和预防。

造口底盘特点及佩戴时间也是影响因素。国际专家普遍认为，底盘与造口周围皮肤的密封性不好、佩戴时间超过 5 天都会增加造口周围潮湿相关性皮炎的发生风险。因此，在选择造口产品时，应选择密封性好的底盘，并合理选择附件产品，尽可能使底盘和皮肤贴合紧密；此外，应注意增加底盘更换频率。

其他因素还包括：汗液多、消瘦、能导致造口周围皮肤状态改变的疾病、老龄 / 低龄（老年人 / 新生儿），以及造口周围皮肤暴露于外部的潮湿源。受到这些因素影响的人群，造口周围潮湿相关性皮炎的发生风险更高。

注：如何理解排泄物性质？

皮肤表面正常的 pH 为 5.5 ～ 5.9，呈弱酸性，若 pH 高于此范围，则会损害新产生的脂质，降低角质细胞的黏性，溶解现有角质细胞。因此，pH 高（碱性）的排泄物对底盘及皮肤的腐蚀性极强。

（三）造口周围潮湿相关性皮炎的高风险人群

（1）回肠造口或尿路造口患者：尿液或水样稀便对皮肤天然屏障功能的破坏性强。

（2）底盘和造口周围皮肤粘贴不紧密或底盘更换频率不及时的患者：研究表明，这两种情况增加了造口周围潮湿相关性皮炎的发生风险。

（3）肥胖或居住地潮湿 / 炎热或术后新患者。

（4）老年人或儿童或放化疗患者：该类患者皮肤脆弱，皮肤天然屏障功能弱。

（5）造口旁有伤口渗液的患者。

对于这些高风险人群，应进行尽早干预，加强管理。

（四）防治

国际上一致的观点认为，对于潮湿相关性皮炎的防治应至少遵循以下一点：

（1）推荐采用结构化皮肤护理方案。

（2）可使用一些装置或产品带走皮肤表面多余的水分。

（3）保护皮肤免受继发性感染。

（4）注意控制或转移液体来源。

在管理造口周围潮湿相关性皮炎时，要做到结构化皮肤护理方案的 3 个要素如下。

（1）清洁：清洁造口周围皮肤，确保皮肤干净及干爽。

（2）增强：增强皮肤天然保湿屏障，使其功能最大化。

（3）保护：做好防护，避免皮肤再次暴露于排泄物中。

（二）造口附件产品的种类

1. 造口护肤粉

造口护肤粉（见图 4-1-12）为粉末状产品，主要成分为羧甲基纤维素钠 (sodium carboxymethyl cellulose，CMC)、瓜尔豆胶 (guar gum) 和黄原胶 (xanthan gum)，具有良好的吸湿能力，能有效吸收造口排泄物，使造口周围皮肤保持干爽，从而减轻排泄物对皮肤的刺激，减少皮肤发红、瘙痒、丘疹、溃疡等症状的发生，同时具有促进皮肤功能修复的作用，用于出现皮肤问题的早期，如轻微的红肿、刺痛、瘙痒及湿疹等。其在每次更换造口底盘时使用，可预防皮肤问题发生。

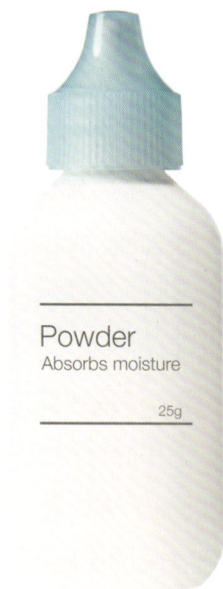

图 4-1-12　造口护肤粉

2. 皮肤保护膜

皮肤保护膜（见图 4-1-13）的主要成分为六甲基二硅醚、环戊硅氧烷、三甲基硅、合成多肽配方，有些产品含有少量酒精成分，独立包装，一次性使用，可用于保护造口周围皮肤免受排泄物和造口底盘黏胶的刺激和伤害。皮肤保护膜有喷剂和擦纸两种型号，方便选择，可以在 20s 内快速成膜，不影响后续护理操作，提高护理效率，膜状保护层不影响底盘和其他用品的粘贴。皮肤保护膜为硅基底成分，轻薄透气，形成一层可呼吸的、超薄保护层，亲肤性更好，不会使皮肤有紧绷感，因此也被称为"皮肤的隐形卫士"。

3. 可塑防漏贴环

可塑防漏贴环（见图 4-1-14）的主要成分为丁烯共聚物和明胶，操作简单，可塑性强，易佩戴，易揭除，长时间佩戴可保持形态完整，耐腐蚀，可与造口及造口周围皮肤紧密贴合，能有效预防排泄物的渗漏。可塑防漏贴环适用于所有造口类型和所有形状的造口分为标准型和加厚型。标准型适合大多数造口患者常规使用，加厚型适用于造口平齐、凹陷、尺寸大等特殊形态。

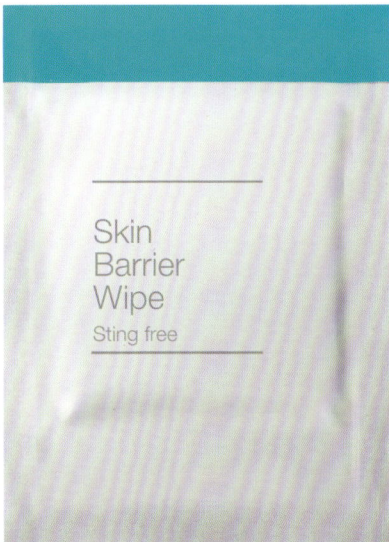

图 4-1-13 皮肤保护膜

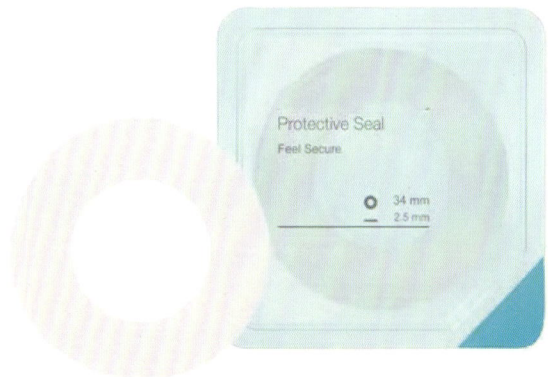

图 4-1-14 可塑防漏贴环

4. 防漏膏

防漏膏（见图 4-1-15）含有少量酒精成分，易塑性好，可有效填充造口与皮肤之间的空隙和褶皱，降低排泄物渗漏风险。

5. 黏胶祛除剂

黏胶祛除剂（见图 4-1-16）为硅基底成分，不经皮肤吸收代谢，安全亲肤，不含酒精，可减小黏胶与皮肤之间的张力，并保障皮肤屏障功能完好，可轻柔揭除各类医用黏胶，避免揭除疼痛，有效预防黏膜揭除造成的皮肤损伤，保护皮肤健康。黏胶祛除剂干燥迅速，不影响下一次粘贴效果，适用于所有患者，尤其是同一部位反复粘贴医用黏胶的患者，例如：造口患者，插管患者，皮肤敏感、脆弱的人群（如放疗患者、老年人、儿童）。

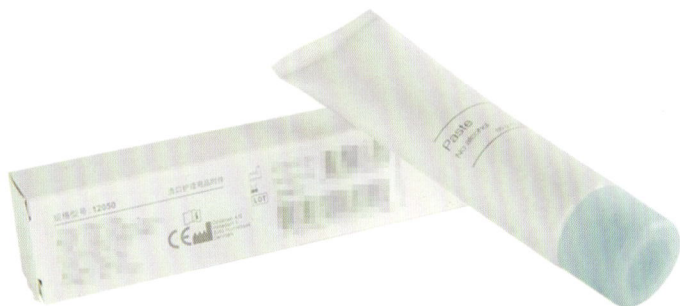

图 4-1-15　造口防漏膏　　　　　　　　　　　　图 4-1-16　黏胶祛除剂

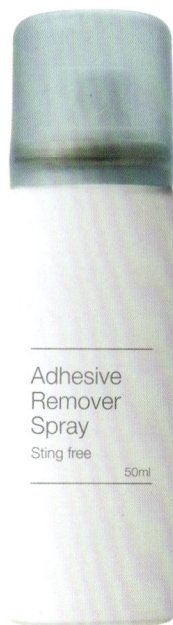

6. 防漏条

防漏条（见图 4-1-17）不含酒精成分，硬度大于防漏膏，一般用于填充造口周围凹陷部，能起到一定的支撑持作用。

图 4-1-17 造口防漏条

7. 除臭过滤片

除臭过滤片（见图 4-1-18）可以有效吸附异味、过滤肠气，减少胀袋，增强造口袋的隐秘性。

8. 造口腰带

造口腰带（见图 4-1-19）不含橡皮筋和橡胶，弹性好，长度可任意调节，使用舒适，用于固定造口底盘，增强底盘的牢固性和安全感。使用凸面底盘者必须配合使用造口腰带，可持续压出平齐 / 凹陷造口，防止渗漏。

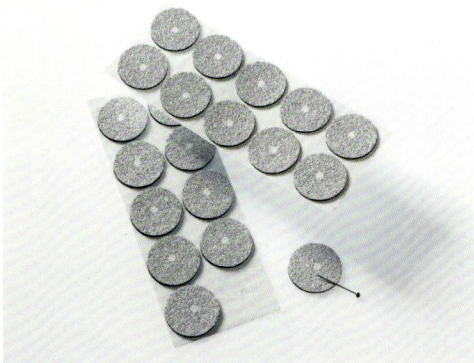

图 4-1-18 除臭过滤片

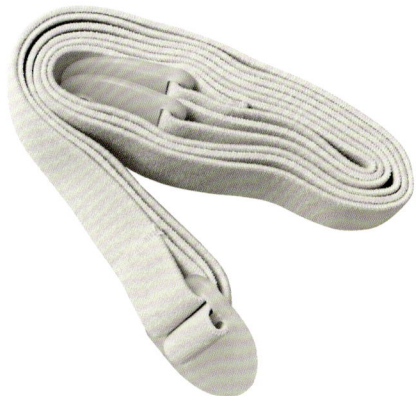

图 4-1-19 造口腰带

9. 腹部造口弹力绷带

腹部造口弹力绷带（见图 4-1-20）采用高品质纤维面料所制，透气性好，可四向拉伸，支撑性好，可承托造口旁疝，延缓造口旁疝进展。有可剪裁区域，本身是无孔腹带，但可根据个性化需求在可裁剪区域剪裁造口袋专用孔，将无孔腹带量身定制成有孔腹带。有人性化口袋式设计，手可插入袋中，更方便黏合和打开（见图 4-1-21）。有硅胶底纹防滑设计，更防滑、不卷边移位。

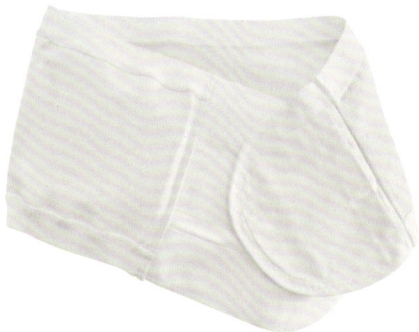

图 4-1-20　腹部造口弹力绷带

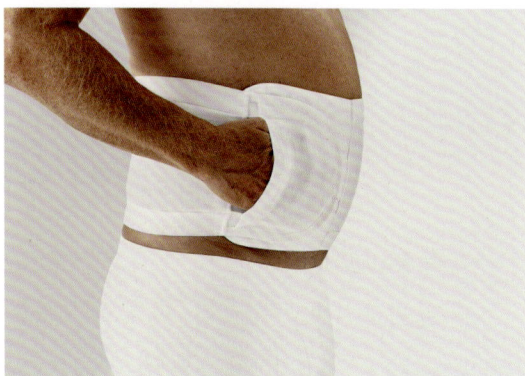

图 4-1-21　腹部造口弹力绷带使用

10. 造口弹力胶贴

造口弹力胶贴（见图 4-1-22）用于加固造口底盘，防止底盘翘边，使造口患者活动更加自如。弹力胶贴的黏胶具有吸收性，可预防底盘在潮湿环境中脱落。适用于腹部肥胖或者有造口旁疝的患者，由于该类患者腹部皮肤不平坦，因此底盘没有办法与患者皮肤很好地贴合，这个时候使用弹力胶贴可以增加底盘与皮肤的贴合度，帮助底盘不移位，预防底盘翘边或卷边，使底盘佩戴更为牢靠。柔和的水胶体胶贴具有良好的弹性，能贴合不同身体形态曲线。弹力胶贴可吸收水分及汗液，弹性持久，为需要额外保护的人提供更强的安全感。临床使用广泛，适用于如下 3 种情况。

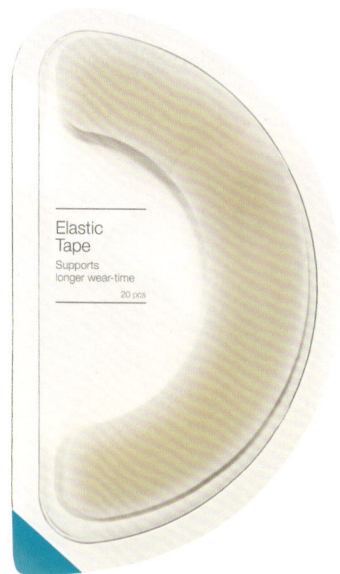

Elastic
Tape

Supports
longer wear-time

20 pcs

图 4-1-22　造口弹力胶贴

（1）日常防护：如造口患者日常加固底盘，或需要运动、洗澡、出门社交时加固，提升底盘佩戴的安全感。

（2）解决特殊问题，帮助底盘正常佩戴：如造口旁疝底盘固定，底盘黏贴面积变少（如襻式造口术后水肿时，底盘剪孔面积大导致底盘黏贴面积变少）、造口位置特殊（如位于骨突处易卷边翘边）、婴幼儿造口底盘固定（婴幼儿腹部形态鼓起且好动）等。

（3）拓展应用：医疗器械固定，如各类导管固定。

11. 造口栓

造口栓（见图4-1-23）适用于粪便硬度正常的结肠造口患者，无袋控制更为隐蔽和方便，使患者自信心倍增。与灌洗系统一同使用，效果更好。

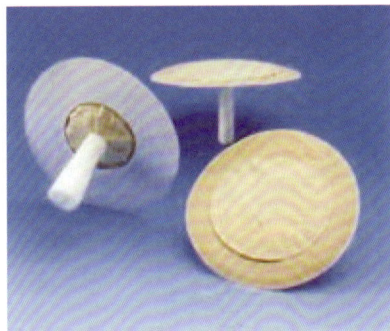

图4-1-23 造口栓

（王晶晶 王婧楠 陈蓓蕾）

第二节 造口护理用品的使用

造口护理用品种类繁多，每种用品使用方法各有不同。正确使用造口护理产品的使用方法，能帮助造口患者省去更多的烦恼，带给患者健康的造口。

一、造口护肤粉用法

在造口周围皮肤处喷洒造口护肤粉，用干棉签均匀涂抹按摩吸收，涂抹面积以造口底盘覆盖大小为宜，然后扫去多余的浮粉或将浮粉扫向造口根部。

二、皮肤保护膜

在涂抹造口皮肤保护膜时，应紧贴造口黏膜根部顺时针向外涂抹，涂抹范围与造口底盘大小一致。使用皮肤保护膜喷剂时，可以用纱布或手挡住肠黏膜，在造口周围皮肤上顺时针喷 6～8 喷，然后待其干燥。

三、防漏膏

将防漏膏紧贴造口根部涂抹一圈，在皮肤凹陷处应适当加量涂抹，使用湿棉签将防漏膏塑形铺平。

四、防漏条

取出防漏条，撕掉保护薄膜即可使用。建议在撕开薄膜时将手指压在防漏条上，这样薄膜就可以很快被撕除。为便于使用，可在使用前将手指润湿，将防漏条粘于患者皮肤上的凹陷和褶皱处，用防漏条填平褶皱，防漏条必须将整个凹陷处填平，用手指将其抹平，使皮肤和防漏条形成平整表面，然后粘贴造口底盘。

（1）防漏条直接粘贴于造口底盘背面黏胶上。将一条防漏条环绕在造口底盘的中心孔周围，用手指沿着底盘粘贴胶的表面压平防漏条，这样粘贴胶与防漏条即形成一个光滑的平面，再将底盘粘于造口周围皮肤上。

（2）防漏条用于造口底盘正面时，先将底盘粘在皮肤上，再将一条防漏条环绕于造口周围，压平防漏条使其填平底盘与造口之间的空隙，然后扣上造口袋。

五、除臭过滤片

将除臭过滤片紧贴在造口袋外上角，贴稳后按紧，将手指从造口袋开孔处插入造口袋直至过滤片处，以分开内外两层薄膜并托住过滤片，用随过滤片附带的小别针从过滤片中心孔处扎进造口袋。需要注意的是，第一次使用过滤片时，应先在造口袋上经过滤片中心扎一个孔。如果造口袋内仍然充满气体，在使用第 2 只造口袋时，可根据实际需要，试着在造口袋上经过滤片中心扎 2 个或 2 个以上的孔。

六、造口腰带

造口腰带由卡扣和调节阀两部分组成，佩戴时宜取平卧位，腰带取宽松状态下，卡扣平行扣进底盘两侧"小耳朵"（见图 4-2-1），再根据患者个人腹围大小用调节阀调整腰带松紧度，以两指能插入患者腰带和腹壁之间为宜。

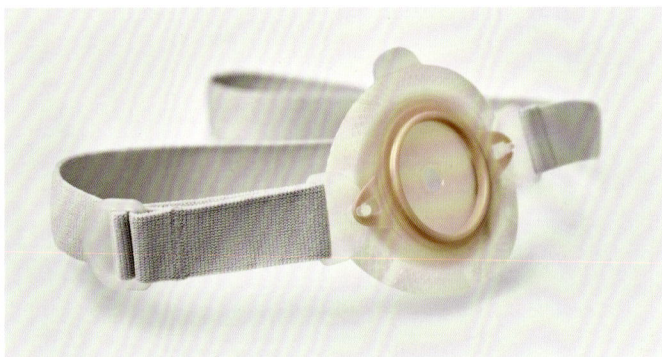

图 4-2-1 造口腰带使用

七、黏胶祛除剂

轻轻揭开底盘顶部黏胶边缘一角，对着底盘与皮肤黏合处喷一喷，几秒钟后可以轻松取下底盘。如揭除仍有阻力，可再次喷洒，可以有效减少对皮肤的损伤；如有多余的黏胶残留在皮肤上，用黏胶祛除剂适量喷洒，即可轻松去除。

八、可塑防漏贴环

用手拉伸防漏贴环塑形至贴合造口及造口周围皮肤形状；将其套向造口，可用手再次调整使贴环内环边缘紧密贴合在造口周围；用手抚平贴环外缘使其与皮肤形成平面后再佩戴造口底盘。使用可塑防漏贴环时，可以把贴环直接拉伸后套在造口上，也可以把贴环一侧剪断，像围围巾一样围在造口周围，紧密贴合按压。

九、弹力胶贴

取两片月牙形的造口底盘弹力胶贴分别粘贴在造口底盘两侧，1/2 贴在皮肤上，1/2 贴在底盘边缘，将底盘牢牢地包裹并固定在皮肤上，从而减少外因导致的排泄物渗漏，更好地保护皮肤。

（王晶晶　王婧楠　陈蓓蕾）

第三节　造口袋更换流程

一、造口袋更换遵循的ARC流程

A—佩戴（apply）。正确佩戴产品，确保造口底盘与皮肤紧密粘贴，防止排泄物渗漏引起皮肤浸渍。在佩戴造口袋之前，用清水或温开水彻底清洁患者皮肤，清洁时应避免使用含有酒精的用品；保证造口底盘粘贴前皮肤干净和完全干爽；造口底盘中心孔的剪裁要与造口的尺寸和形状匹配，底盘开口比造口大约 1～2mm；常规使用造口附件产品，如造口护肤粉、皮肤保护膜、防漏膏、可塑防漏贴环等，预防造口周围皮肤问题。

R—揭除（remove）。规律更换及轻柔揭除底盘，以减少对皮肤的刺激性损伤。揭除造口底盘时应用双手操作，动作轻柔，一只手按住造口袋边缘皮肤，另一只手从按住的部位揭除。如粘贴紧密，建议使用黏胶祛除剂喷涂后再轻柔揭除底盘，减少牵拉，保护皮肤免受刺激；如底盘下皮肤有瘙痒或灼热等不适感，则需要增加造口袋更换频次。

C—检查（check）。首先，检查造口周围皮肤是否有发红或破损（正常情况的皮肤应与对侧腹部皮肤颜色一致，且无损伤）；其次，检查底盘背面黏胶是否被溶解变色，是否有排泄物残留（正常情况底盘应清洁完整）。如底盘有溶解变色，距造口底盘边缘＞3cm，每3天更换1次造口袋；距造口底盘边缘＞2cm，每2天更换1次造口袋；距造口底盘边缘≥1cm，每日更换造口袋。更换造口袋应在皮肤清洁干燥后，并适当延长造口护肤粉在皮肤上留存的时间，粘贴造口袋前使用防漏膏或可塑防漏贴环。

二、造口袋更换流程

（一）准备用物

两件式底盘和造口袋、黏胶祛除剂、造口护肤粉、造口皮肤保护膜、可塑防漏贴环、造口测量尺、卫生纸、棉签、剪刀、垃圾袋、温水等（见图4-3-1）。

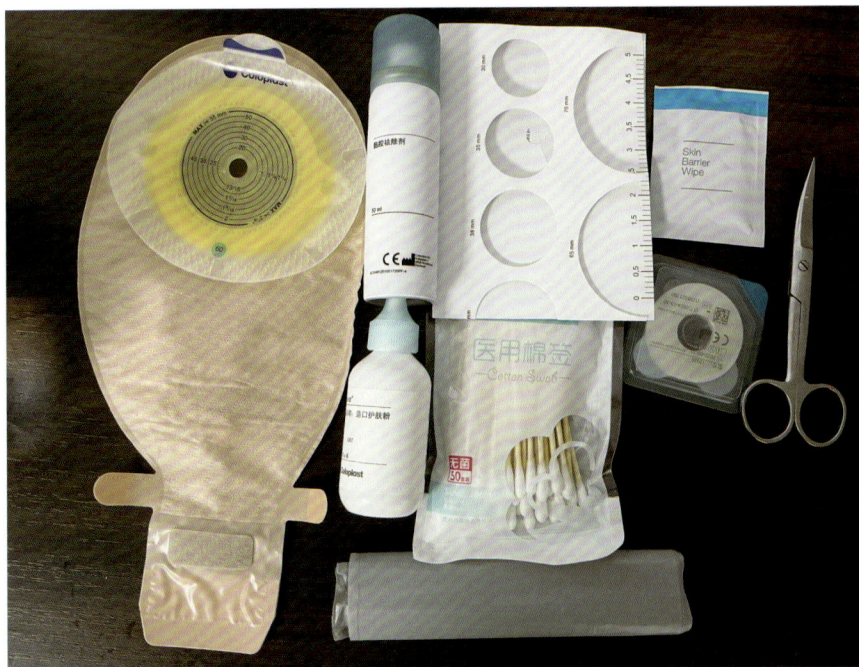

图4-3-1　造口袋更换基本用物

（二）清洁造口

先将造口处排泄物用卫生纸擦除，再使用生理盐水或温水用小毛巾或湿纸巾清洁造口周围皮肤及造口黏膜。注意造口周围皮肤与造口黏膜应该分开擦拭，先清洁造口黏膜，再清洁造口周围皮肤，切忌排泄物污染造口周围皮肤。测量造口黏膜（造口根部直径）的大小，使用造口测量尺准确测量造口根部的大小，对于椭圆形或者不规则形的造口，可以用点位的方法测点（上下左右 4 点）的长度，在底盘的背面做好标记。

（三）剪裁底盘中心孔

底盘中心孔的剪裁尺寸应大于造口根部 1 ～ 2mm（如测量值为 30mm，应裁剪到 31 ～ 32mm）。对于椭圆形或者不规则形的造口，按实际测量的结果用同样的方法剪裁，不要把整个底盘都剪得过大。剪裁后可以用手指磨圆剪裁后留下的毛刺。

（四）粘贴造口底盘

将造口底盘保护纸揭去，对准造口从下向上粘贴于造口周围皮肤上，用手指由内向外顺时针按压加固。底盘中心孔部位的按压非常重要，可采取手指转圈的方式按压，按压力度参考擦护手霜的力度即可。

（五）安装造口袋

关闭造口袋的排放口，双手握造口袋采用四点操作法将造口袋从下向上扣合，然后把锁扣锁住，听到"咔哒"一声即为安装成功。

（六）加固造口底盘

将手放置于造口处轻轻按压 10 ～ 20min，使可塑防漏贴环 / 防漏膏贴合皮肤，同时可使底盘粘贴更为牢固。

造口袋更换流程见图 4-3-2。

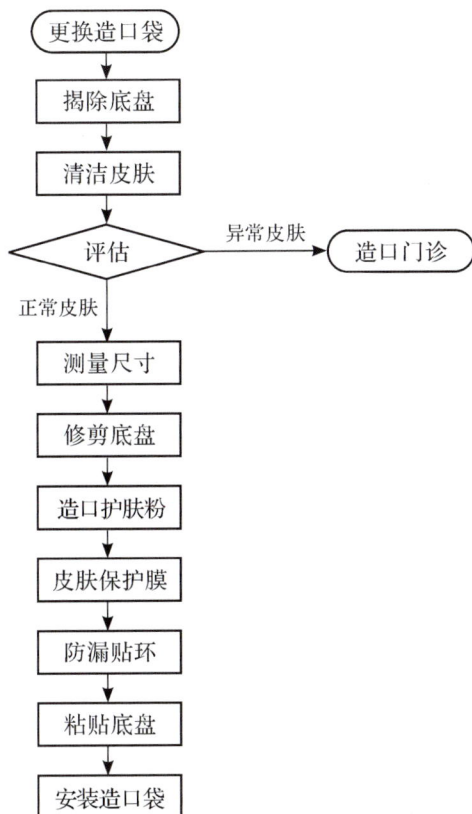

```
        ┌──────────────┐
        │  更换造口袋  │
        └──────┬───────┘
               ↓
        ┌──────────────┐
        │   揭除底盘   │
        └──────┬───────┘
               ↓
        ┌──────────────┐
        │   清洁皮肤   │
        └──────┬───────┘
               ↓           异常皮肤    ┌──────────┐
        ◇   评估   ◇ ──────────────→ │  造口门诊 │
               │                      └──────────┘
          正常皮肤
               ↓
        ┌──────────────┐
        │   测量尺寸   │
        └──────┬───────┘
               ↓
        ┌──────────────┐
        │   修剪底盘   │
        └──────┬───────┘
               ↓
        ┌──────────────┐
        │  造口护肤粉  │
        └──────┬───────┘
               ↓
        ┌──────────────┐
        │  皮肤保护膜  │
        └──────┬───────┘
               ↓
        ┌──────────────┐
        │   防漏贴环   │
        └──────┬───────┘
               ↓
        ┌──────────────┐
        │   粘贴底盘   │
        └──────┬───────┘
               ↓
        ┌──────────────┐
        │   安装造口袋 │
        └──────────────┘
```

4-3-2　造口袋更换流程

（王晶晶　陈蓓蕾）

第五章

造口患者营养
膳食管理

第一节　消化道解剖及生理学特点

一、消化道的解剖

消化系统（digestive system）由消化道和消化腺两大部分组成（本章节主要讲解消化道）。消化系统主要功能为摄取、转运、消化食物和吸收营养，并将食物残渣排出体外。食物中的营养物质除维生素、水和无机盐可以被机体直接吸收利用外，其他如蛋白质、脂肪和糖类等物质均需在消化道内被分解为结构简单的小分子物质，才能被机体吸收利用。食物在消化道内被分解成结构简单、可被吸收的小分子物质的过程被称为消化。这种小分子物质通过消化道黏膜上皮细胞进入血液和淋巴液的过程被称为吸收。对于未被吸收的食物残渣部分，消化道则会通过大肠以粪便的形式排出体外。

消化过程包括机械性消化和化学性消化两种形式。

食物经过口腔的咀嚼，牙齿的磨碎，舌的搅拌和吞咽，胃肠肌肉的活动，由大块变为小块，并与消化液充分混合，成为食团或食糜下移，从口腔推移到肛门，这种消化过程即为机械性消化，又称物理性消化。

消化腺所分泌的各种消化液，可以将各种复杂的营养物质分解为肠壁可以吸收的、简单的化合物（如糖类分解为葡萄糖，蛋白质分解为氨基酸，脂类分解为甘油及脂肪酸），分解后的营养物质被小肠（主要是空肠）吸收进入血液和淋巴液，这种消化过程即为化学性消化。

消化道内机械性消化和化学性消化同时进行，共同完成消化过程。

消化道是一条较长的肌性管道，包括口腔、咽、食管、胃、小肠（十二指肠、空肠、回肠）和大肠（盲肠、阑尾、结肠、直肠、肛管）、肛门。其中，结肠包括升结肠、横结肠、降结肠和乙状结肠。无论胃、小肠还是大肠，其管壁皆具有消化道典型的四层结构，即黏膜、黏膜下层、肌层和浆膜层。临床常把从口腔到十二指肠的部分称为上消化道，空肠及以下的部分称为下消化道。

消化道解剖图见图 5-1-1。

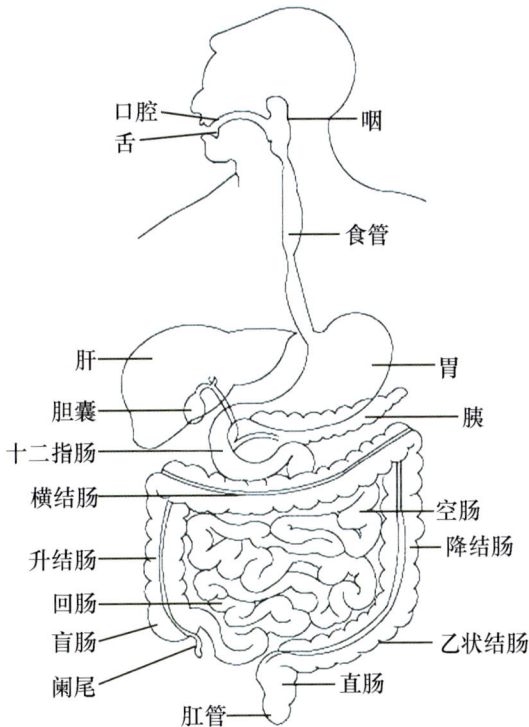

图 5-1-1　消化道解剖图

食物在口腔经过咀嚼由食管进入胃，通过胃与消化液混合形成食糜进入小肠；小肠的主要生理功能是消化和吸收，食物中的大部分养分在小肠中被吸收；结肠的主要生理功能是吸收水分，储存和转运粪便，当食糜到达结肠下段，会因水分被吸收而形成半固体状的粪便；直肠的主要生理功能是贮存粪便、引发便意及排泄粪便，除此之外，直肠还可吸收少量的水、盐、葡萄糖和一部分药物，并分泌黏液以利于排便；肛管的主要生理功能是排泄粪便。

二、消化道各部分的生理学特点

（一）口腔

口腔是消化道和呼吸系统的入口，其内覆盖有黏膜层，位于两颊、舌下和颌下的唾液腺腺管都开口于口腔。舌位于口腔底部，其功能是感觉食物的味道和搅拌食物。口腔和食管连接处是咽，咽是食物和空气的共同通道，没有消化和吸收能力。

（二）食管

食管是一个内覆有黏膜层的薄壁肌肉管道，在第6颈椎高度起于咽，穿过膈后续于胃贲门，全长约25cm，可分为颈段、胸段和腹段3部分，是连接咽和胃的通道。食物在食管的推进不是靠重力，而是靠肌肉有节律地收缩和松弛，称为蠕动。食管的主要功能是将口腔内咀嚼后的食物通过蠕动送入胃内。食管有3个生理狭窄，狭窄部是食管异物易滞留和食管癌的好发部位。第一处狭窄位于咽与食管交接处，距离中切牙约15cm，是食管最狭窄的地方；第二处狭窄位于食管与左主支气管交点处，左主支气管跨越食管前方，相当于胸骨角水平（食管癌），距离中切牙约25cm；第三处狭窄位于食管穿过膈的食管裂孔处，距离中切牙约40cm。

（三）胃

1.胃的解剖

胃是一个大的蚕豆形肌性空腔脏器，呈囊状结构，是消化道最膨大的部分，也是储存食物的器官，可有节律地收缩，并使食物与消化酶混合。成人胃的容积为1000～3000mL，在中度充盈时，平均长度为25～30cm。胃大部分位于左季肋区，小部分位于腹上区。胃入口为贲门，出口为幽门，上连食管，下连十二指肠，有收纳食物、分泌胃液消化食物的功能。胃的大小、形态和位置因人而异，可因其充盈程度、年龄和体位等状况而有所不同。胃有上、下两口，大、小两弯，前、后两壁，并分为四部（即贲门部、胃底、胃体与幽门部）。

胃的上口称贲门，为胃的入口，上接食管。下口称幽门，为胃的出口，与十二指肠相接。胃小弯相当于胃的右上缘，凹向右后上方，其在近幽门处有一凹陷，称角切迹，此角在钡餐造影时为胃小弯最底部，是胃体与幽门部在胃小弯的分界。胃大弯起始于贲门切迹，此切迹为食管左缘与胃大弯起始处所构成的夹角。胃在空虚时有明确的前后壁，充盈时前后壁的存在就不明显。

胃解剖图见图 5-1-2。

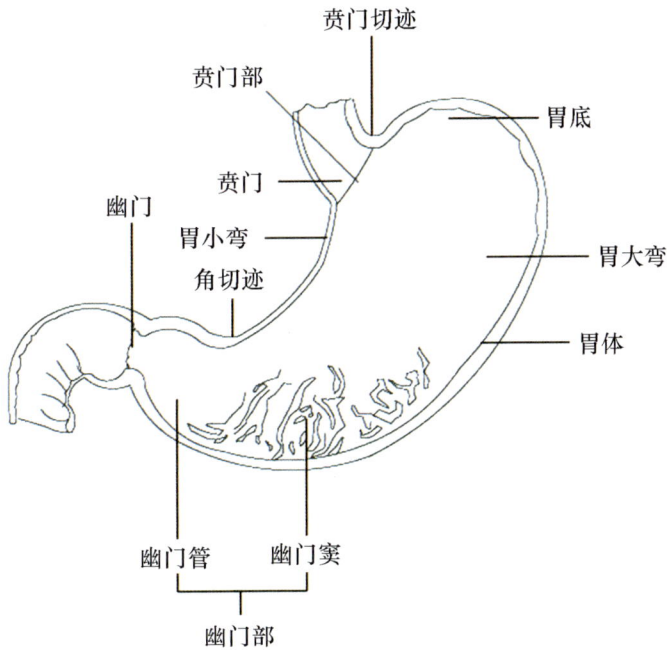

图 5-1-2　胃解剖图

贲门部为贲门周围的部分，与胃的其他部分无明显界限。胃底为贲门切迹平面以上膨出的部分。胃体为胃底与角切迹平面之间的部分。幽门部为角切迹平面与幽门之间的部分。幽门部又可分为幽门管、幽门窦，右侧部近幽门处呈管状为幽门管，长2～3cm；左侧部较膨大为幽门窦，临床称此处为胃窦，胃溃疡和胃癌易发于幽门窦近胃小弯处。

2.胃壁的结构

胃壁分为4层，由外至里依次为浆膜层、肌肉层、黏膜下层和黏膜层，其中黏膜层具有腺体，能分泌胃酸和胃蛋白酶等。

浆膜层即腹膜层，在胃大、小弯处与大、小网膜相连。

肌肉层由3层平滑肌组成，自外向内依次为纵行肌、环形肌和斜行肌，其中环形肌最为发达，在幽门处特别增强，形成幽门括约肌，与幽门瓣共同作用，有延缓胃内容物排空、控制食物进入小肠和防止小肠内容物逆流的功能。

黏膜下层由疏松结缔组织和弹力纤维所组成，有丰富的血管、淋巴管及神经丛。黏膜层是胃的最内层，柔软，血液供应丰富，呈红色。黏膜层有丰富的腺体，由功能不同的细胞组成：①主细胞，分泌胃蛋白酶和凝乳酶原；②壁细胞，分泌盐酸和抗贫血因子；③黏液细胞，分泌碱性黏液，有保护黏膜和对抗胃酸腐蚀的作用；④G细胞，胃窦部腺体有分泌促胃液素；⑤嗜银细胞，位于胃底部，功能尚不明。

胃表面的细胞可分泌3种重要物质：黏液、盐酸和胃蛋白酶原（一种能分解蛋白质的酶）前体。这些物质与食物残渣混合可将进入胃内的食物进一步分解，并进入小肠。

黏液覆盖于胃的表面，保护其免受盐酸和胃蛋白酶的损伤。无论何种原因造成的此黏液层破坏（如幽门螺杆菌感染或阿司匹林导致损伤），都会引发胃溃疡。

盐酸提供了胃蛋白酶分解蛋白所需要的高酸环境。胃内高酸还能杀灭大多数细菌，从而成为一种抵御感染的屏障。到达胃的神经冲动、胃泌素（胃释放的一种激素）和组胺（胃释放的一种活性物质）都能刺激胃酸的分泌。

胃蛋白酶能分解食物中大约10%的蛋白质，它是唯一能消化胶原（一种蛋白质，是肉食的主要成分）的酶。

仅有少数几种物质（如酒精和阿司匹林）能被胃直接吸收，但也仅能被少量吸收。

3.胃的血管

胃的血运极为丰富，血液供应来自小弯侧的胃左、右动脉形成的动脉弓，大弯侧的胃网膜左、右动脉形成的动脉弓，以及胃短动脉。这些动脉的分支在胃壁内彼此间有广泛的吻合，形成网状动脉分布。胃的各静脉均注入门静脉系统。其中，胃左静脉和胃后静脉对临床有较大意义。

4. 胃的淋巴管

胃黏膜的淋巴液引流至黏膜下层，穿过肌层、浆膜层，经淋巴管汇流至胃周围淋巴结。由于淋巴管与动脉血供相平行，因此胃周淋巴结的分组与相应的动脉有关。淋巴结一般分为4组，即胃上淋巴结、胃下淋巴结、幽门淋巴结和胰脾淋巴结。以上淋巴结均注入腹腔淋巴结，经此入乳糜池，再经胸导管入左颈静脉，因此胃癌淋巴结转移时常在左锁骨上凹处触及质硬淋巴结。

（四）小肠

小肠是消化道中最长的一段，成人的小肠全长5～7m，包括十二指肠、空肠和回肠，是吸收食物营养的主要部位。小肠黏膜面可见许多环形的皱襞，其可增大面积。而且小肠的血液循环丰富，因此含有消化液的食物、乳糜中的水分，以及营养物质可在此被充分的吸收。

肠道解剖图见图5-1-3。

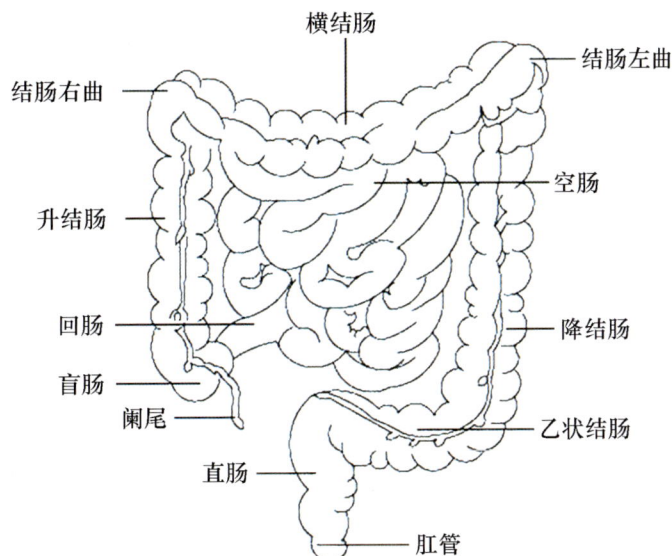

图5-1-3 肠解剖图

1. 小肠的形态与分布

十二指肠：小肠的起始段，介于胃与空肠之间。成人十二指肠长约 25cm，整体呈 "C" 形弯曲，包绕胰头，除始末两端外，均在腹膜后方（腹膜外位），紧贴腹后壁第 1～3 腰椎的右前方。十二指肠除接受胆汁和肠液外，本身还能分泌内含多种消化酶（如肠蛋白酶、乳糖酶、脂肪酶等）的碱性十二指肠液，以及促胃液素、肠抑胃肽和缩胆囊素等。

十二指肠按走向分为上部、降部、水平部与升部 4 个部分。

（1）上部：长约 5cm，起自胃幽门，行向后下方，急转向下延为降部。十二指肠上部近幽门 2.5cm 的一段肠管，管壁较薄，黏膜较光滑，缺少环形皱襞，被称为十二指肠球部，是十二指肠溃疡的好发部位。

（2）降部：长 7～8cm，在第 1～3 腰椎的右侧下行，至第 3 腰椎下缘水平，转折向左移行为水平部。十二指肠降部的后内侧壁，有胆总管贴附其外面下行，致使该处黏膜呈略凸向肠腔的纵行隆起，称为十二指肠纵壁，纵壁内的下端有一乳头状隆起，称为十二指肠大乳头，是肝胰壶腹的开口处。在大乳头稍上方，有一个十二指肠小乳头，是副胰管的开口处。

（3）水平部：长约 10cm，起始自十二指肠下区，向左横过第 3 腰椎的前方，至左侧移行为升部，有肠系膜上动脉、静脉紧贴于此部前面下行。

（4）升部：长 2～3cm，自第 3 腰椎左侧向上，到达第 2 腰椎的左侧急转向前下方，形成十二指肠空肠曲，移行为空肠。

空肠和回肠：占据盘曲于腹腔的中、下部，上段是空肠，始于十二指肠空肠曲，下段是回肠，末端接续盲肠。空、回肠均属腹膜内位器官，借系膜悬附腹后壁，因此总称系膜小肠。空肠与回肠两部间无明显分界。一般而言，空肠占近侧的 2/5，占据腹腔的左上部；回肠占远侧的 3/5，位于腹腔的右下部，部分位于盆腔内。

空肠的管腔较大，管壁较厚，血管较丰富，颜色较红，黏膜环状皱襞高而密，黏膜内仅有散在的孤立淋巴滤泡，系膜内血管弓和脂肪均较少。而回肠的管径小，管壁较薄，血管较少，颜色较浅，环状皱襞低而稀疏，黏膜内除有孤立淋巴滤泡外，尚有集合淋巴滤泡，系膜内血管弓较多，脂肪亦较丰富。

个别个体在距回肠末端 0.5 ～ 1.0m 的肠壁上可见 2 ～ 5cm 的囊袋状突出，即回肠憩室，又称梅克尔憩室，为胚胎时期卵黄蒂未消失而形成的。此憩室可发炎或合并溃疡穿孔，因其位置靠近阑尾，故症状与阑尾炎相似。

2. 小肠壁的组织结构

（1）黏膜（上皮、固有层、黏膜肌层）：表面有许多细小的绒毛，长 0.5 ～ 1.5mm，形态不一，以十二指肠和空肠头段最为发达。

（2）黏膜下层：为疏松结缔组织，含有较多血管和淋巴管。

（3）肌层：由内环行与外纵行两层平滑肌组成。

（4）浆膜：除十二指肠后壁为纤维膜外，小肠其余部分均为浆膜。

3. 小肠的供血

（1）十二指肠：血液供应来自胰十二指肠上、下动脉，胰十二指肠上、下动脉分别来自胃十二指肠动脉和肠系膜上动脉。

（2）空肠和回肠：血液供应来自肠系膜上动脉，自该动脉左侧发出 10 ～ 20 个小动脉支，这些动脉支在小肠系膜内再分支，彼此吻合形成动脉弓，自动脉弓再发出小动脉支直至到达肠壁。

（五）大肠

大肠是消化道的下段，在右髂窝处起自盲肠，末端止于肛管，全长 1.5m。大肠的管径较大，肠壁较薄。大肠可分为盲肠（包括阑尾）、结肠、直肠和肛管 4 部分，其主要功能为吸收水分、维生素和无机盐，并使食物残渣形成粪便。

1. 大肠的形态与分布

（1）盲肠：大肠的起始部，长 6 ～ 8cm，呈囊袋状，与回肠末端相接。盲肠一般位于右髂窝内，大部分被腹膜包被，因无系膜，位置较固定。少数人的盲肠与回肠末端具有共同的系膜，使盲肠具有较大的活动范围，称移动性盲肠。少数人的盲肠可高至髂嵴以上，甚至肝下，也可低至骨盆腔内。

（2）阑尾：又称蚓突，位于右髂窝内，呈细长弯曲的盲管，有三角形的系膜，阑尾根部附着于盲肠的后内侧壁，远端为游离的盲管。阑尾的位置因人而异，变化较大，但位于回肠前位者最多，其次为盆位和盲肠后位。临床常以脐与右髂前上棘连线的中外 1/3 交点处作为阑尾根部的体表投影，称为麦氏点（McBurney 点），当阑尾出现炎症时，此处常有明显压痛。

（3）结肠：介于盲肠与直肠之间，围绕小肠周围呈"M"形。结肠外形有 3 个特点：①结肠表面有 3 条与肠管长轴一致的结肠带，为肠壁纵行肌增厚而形成的；②在结肠带之间有以横沟隔开的呈囊状膨起的结肠袋，在 X 线下，当结肠纵肌收缩时，结肠袋更为明显，整个影像呈串珠状；③在肠壁的外表面附有大小不等的脂肪突起，称为脂肪垂。这些特点是结肠和小肠的区别标准。

结肠可分为升结肠、横结肠、降结肠和乙状结肠 4 个部分。

①升结肠：长约 15cm，在右髂窝处，是盲肠向上的延续，贴腹后壁右侧向上到肝右叶下方，折向左形成结肠右曲（又称结肠肝曲），移行为横结肠。升结肠无系膜，借结缔组织贴附于腹后壁，因此活动性甚小。

②横结肠：长约 50cm，从结肠右曲开始，横向左延伸到左季肋区脾的内侧面下部，形成结肠左曲（又称结肠脾曲），而后移行为降结肠。横结肠有系膜连于腹后壁，活动性较大，全长略呈凸向下的弯曲，可至脐或低于脐平面。临床上常选择该处作为双腔造口的肠段。

③降结肠：长约 20cm，从结肠左曲沿腹后壁左侧向下达髂嵴，移行为乙状结肠。降结肠亦无系膜，借结缔组织贴附于腹后壁，活动性甚小。

④乙状结肠：长约 45cm，自左髂嵴水平起自降结肠，沿左髂窝转入盆腔内，呈"乙"字形弯曲，下端在相当第 3 骶椎处延续为直肠，有系膜连于腹后壁，活动性较大，是临床直肠癌造口的首选肠段。

（4）直肠和肛管：大肠的末端，全长 10 ～ 14cm，上端平第 3 骶椎处接乙状结肠，沿骶骨与尾骨前面下行，穿盆膈终于肛门，两者以盆膈为界，在盆膈以上部分为直肠；在盆膈以下的部分为肛管，长约 4cm，平时处于关闭状态。

直肠并不直，而是在矢状面上有两个弯曲，一个在骶骨的前面，形成凸向后的弯曲，称骶曲，距肛门 7 ～ 8cm；另一个是直肠绕过尾骨尖，继而转向后下方而形成凸向前的弯曲，称为阴曲，距肛门 3 ～ 5cm。

2. 大肠壁的组织结构

如同小肠，大肠壁也分为黏膜、黏膜下层、肌层和外膜4层。黏膜表面无绒毛，也无环形皱襞，上皮由吸收细胞和杯状细胞组成，固有膜内有肠腺，含有未分化细胞，结肠上皮细胞经常脱落，不断由肠腺来补充，更新期约为6d。

3. 大肠的血供

盲肠、升结肠、横结肠的动脉供应来自肠系膜上动脉的分支，即回结肠与右、中结肠动脉。降结肠、乙状结肠和直肠的血液则由肠系膜下动脉的分支，即左结肠动脉、乙状结肠动脉和直肠上动脉供给。结肠的静脉大部分与动脉伴行，血液经过肠系膜上、下静脉回流至门静脉。

4. 大肠的淋巴引流

结肠淋巴结可分为4组：①结肠上淋巴结，位于腹膜被覆的肠壁和肠脂垂中，它们在乙状结肠的数量较多，在直肠称为Gerota结节。②结肠旁淋巴结：位于结肠边缘动脉附近及动脉与肠壁之间，它们被认为具有最多的过滤层。③中间淋巴结，位于结肠动脉周围。④中央淋巴结，位于初级结肠血管上，主淋巴结或首要淋巴结位于肠系膜上血管和肠系膜下血管。淋巴通过主动脉旁淋巴结链注入乳糜池。

（梅颖颖　陈蓓蕾）

第二节　消化器官的主要生理功能

在整个生命活动中，人体必需从外界摄取营养物质作为生命活动的能量来源，满足发育、生长、生殖、组织修补等一系列新陈代谢活动的需要。人体消化系统各器官协调合作，可以对从外界摄取的食物进行物理性、化学性的消化，吸收其营养物质，并将食物残渣排出体外，是保证人体新陈代谢正常进行的一个重要系统。消化器官由消化道和消化腺组成。

一、消化道器官

消化道包括口腔、咽、食管、胃、十二指肠、空肠、回肠、阑尾、结肠、直肠、肛门。消化道器官主要生理功能如下所示。

1. 口腔

由口唇、颊、腭、牙、舌和口腔腺组成。在受到食物的刺激后，口腔内腺体会分泌唾液，嚼碎后的食物在舌的作用下与唾液搅和，借唾液的滑润作用通过食管，唾液中的淀粉酶能部分分解食物中的碳水化合物。

2. 咽

咽是呼吸道和消化道的共同通道，依据其与鼻腔、口腔和喉等的通路，可分为鼻咽部、口咽部和喉咽部，其主要功能是完成吞咽这一复杂的反射动作。

3. 食管

食管可以通过蠕动将食物推入胃内，是物体进入体内的通道，有防止呼吸时空气进入食管，以及阻止胃内容物逆流入食管的作用。

4. 胃

胃壁黏膜中含大量腺体，可以分泌胃液。胃液呈酸性，其主要成分有盐酸、钠、钾的氯化物、消化酶、黏蛋白等。胃液的作用很多，其主要作用是消化食物、杀灭食物中的细菌、保护胃黏膜以及润滑食物使其在胃内易于通过等。胃的主要功能是容纳和消化食物。由食管进入胃内的食团，经胃内机械性消化和化学性消化后形成食糜，食糜借助胃的运动逐次被推入十二指肠。

5. 十二指肠

为小肠的起始段，呈C形弯曲，包绕胰头，可分为上部、降部、下部和升部4个部分。其主要功能是分泌黏液、刺激胰消化酶和胆汁的分泌，为蛋白质的重要消化场所等。

6. 空肠、回肠

空肠起自十二指肠空肠曲，下连回肠，回肠连接盲肠。空肠、回肠无明显界限，空肠的长度占小肠全长的2/5，回肠占小肠全长的3/5，两者均属小肠。空肠、回肠的主要功能是消化和吸收食物。

7. 大肠

为消化道的下段，包括盲肠、阑尾、结肠和直肠4个部分。成人大肠全长1.5m，起自回肠，全程形似方框，围绕在空肠、回肠的周围。大肠的主要功能是进一步吸收食物中的水分和电解质，形成、贮存和经肛门排泄粪便。阑尾：阑尾通常与盲肠一起位于右下腹，长度因人而异，一般约5～7cm，具有免疫和储存功能。

8. 肛门

是肛肠的末端，位于人体臀部之间的一种器官。其主要作用在于控制和排出人体肠道内食物消化吸收后产生的废气和粪便。

二、消化腺器官

人体消化腺有小消化腺和大消化腺两种。小消化腺散在于消化管各部的管壁内，如胃腺、肠腺等。大消化腺有3对唾液腺（腮腺、下颌下腺、舌下腺）、肝脏（胆本身并无消化食物的生理功能，只是所贮藏的胆汁直接有助于食物的消化，因此不能称之为消化器官）和胰脏，它们均借助导管，将分泌物排入消化道内辅助食物消化吸收。

1. 唾液腺

是位于口腔周围独立的器官，但其导管开口于口腔黏膜。唾液腺为复管泡状腺，被膜较薄，腺实质分为许多小叶，由分支的导管及末端的腺泡组成。

（1）腮腺：唾液腺中体积最大的腺体，略呈三角楔形，位于外耳道前下方，咬肌后部的表面，其后部特别肥厚，深入到下颌后窝内。由其前端靠近上缘处发出腮腺管，在距颧弓下方约一横指处经咬肌表面前行，绕过咬肌前缘转向深部，穿过颊肌开口于颊部黏膜，开口处形成一个黏膜乳头，恰和上颌第二磨牙相对。

（2）下颌下腺：略呈卵圆形，位于下颌下三角内，下颌骨体和舌骨舌肌之间。由腺的内面发出下颌下腺管，沿口底黏膜深面前行，开口于舌下肉阜。

（3）舌下腺：唾液腺中最小的腺体，细长而略扁，位于口底黏膜深面。其排泄管有大小两种，小管有5～15条，直接开口于口底黏膜；大管另一条常与下颌下腺管汇合或单独开口于舌下肉阜。

2. 肝

人体最大的消化腺，也是人体内物质代谢和解毒的重要器官，可分泌胆汁并储存在胆囊中，将大分子的脂肪初步分解成小分子的脂肪（这种过程称为物理消化，也称作"乳化"）。

3. 胰

重要的消化腺，同时又是内分泌腺，可分泌胰液，其对糖类、脂肪和蛋白质都有消化作用。

4. 胃腺

包括胃底腺、贲门腺、幽门腺。在胃黏膜内还有许多重要的内分泌细胞，可分泌胃液，将蛋白质初步分解成多肽。

5. 小肠

有许多小腺体，分泌消化酶和黏液，分泌肠液将麦芽糖分解成葡萄糖，将多肽分解成氨基酸，将小分子的脂肪分解成甘油和脂肪酸，也是对糖类、脂肪、蛋白质有消化作用的消化液。

三、胃、肠、肝、胰器官的主要生理功能

（一）胃的生理功能

胃能暂时储存食物，它的生理作用有两个方面：一是分泌胃液与食物混合，通过蠕动完成物理消化过程，同时利用盐酸、蛋白酶对食物中的蛋白质进行部分化学消化；二是作为消化管道的一部分，起运输作用。其中，分泌功能是其主要功能。

胃可分为贲门部、胃底、胃体、胃窦及幽门部4个部分，胃内覆盖的黏膜面积接近 $800cm^2$，平均厚度为 1cm。黏膜层由上皮、固有层和黏膜肌层构成。胃底的腺体是胃的主要腺体，为单管状腺或分支管状腺，由腺体底部向上可见到主细胞、壁细胞、内分泌细胞、颈部黏液细胞和表皮黏液细胞等多种功能不同的细胞。主细胞较多，其主要作用是分泌胃蛋白酶原。壁细胞有独特的细胞内小管结构，主要作用为分泌盐酸

和内因子，后者可与维生素 B12 结合并使其易于吸收。目前已知的胃黏膜内分布的内分泌细胞有 6 ～ 7 种，其中生理意义较大的是 G 细胞和 D 细胞。G 细胞位于幽门腺中部，其分泌的胃泌素主要刺激壁细胞分泌胃酸。D 细胞可以分泌生长抑素，并可以通过旁分泌机制调节胃液分泌和胃酸的释放。

胃液分泌分为壁细胞性分泌和非壁细胞性分泌两个部分。壁细胞性分泌的特点是分泌氢离子，同时也分泌氯和钾，不含钠。非壁细胞性胃液的分泌物则与细胞外液相同，重要阳离子是钠，不含氢。因此，胃腔内胃酸的实际浓度是壁细胞性分泌物和非壁细胞性分泌物两者混合后的浓度。施行胃或空肠造瘘术的患者，由于其在胃液分泌的某个或多个环节中出现异常，必然会影响消化和吸收过程的正常进行。

（二）小肠的生理

小肠的生理功能主要包括消化吸收、运动和分泌功能。

1. 小肠的消化吸收

小肠是食物消化和吸收的主要部位。膳食内复杂的高分子化合物（如淀粉、蛋白质、脂肪等）必须先经过消化作用，分解为较简单的物质（如葡萄糖、氨基酸、脂肪酸等），才能被吸收。各种维生素、矿物质、电解质和水分也在小肠吸收。此外，小肠还吸收大量内源性物质，包括胃肠道的分泌液和脱落的胃肠道上皮细胞成分。

小肠不同部位吸收的主要物质：①小肠近端：脂肪酸、甘油单酯、部分单糖、铁、钙、维生素（维生素 B12 除外）；②小肠中段：一部分单糖、大部分氨基酸（在小肠近端和远端也吸收一部分）；③小肠远段：胆盐、维生素 B12。

2. 小肠的运动

小肠运动的生理学意义：①使食物和肠腔内的消化液充分搅和，并使混合物和小肠黏膜表面吸收面不断接触，有利于食物成分的消化和吸收；②使食糜缓慢地从十二指肠向回盲部推进，把未消化吸收的食物残渣排到结肠；③有助于防止细菌过度生长。小肠的肌肉纤维都属于平滑肌。

小肠的运动有分节运动和蠕动两种，以前者为主。

（1）分节运动：一种局部的节律性环状收缩，在一定时间内（数秒钟）把一段含食糜的肠段（4～8cm）分成若干节；几秒钟后，每一节又分成两半，而相邻的两半合拢起来又形成新的一节。分节运动本身不使食物向下推进。

（2）蠕动：一种平滑肌层及其内神经的局部反射，也是一种向前推进的运动，速度较慢，每分钟数厘米，可使食糜向前推进一个距离（十几厘米）。

3.小肠的分泌功能

小肠每天分泌1～3L小肠液进入肠腔，而绝大部分小肠液又在远端小肠被重吸收。小肠液是由十二指肠、空肠及回肠的肠腺所分泌的，呈弱碱性，含有少量的黏蛋白。小肠内的电解质大致与血浆相仿。

（三）大肠的生理

食糜的消化和吸收大部分已在小肠内完成，大肠的主要作用在于吸收水分，形成和排出粪便。

1.大肠的分泌和肠道菌群的作用

大肠黏膜的腺体能分泌浓稠的黏液，这种黏液有保护肠黏膜和润滑粪便的作用。黏液呈碱性，可中和粪便的发酵产物，因此粪便表面常呈中性，而其中心为酸性。大肠分泌液不含消化酶，但有溶菌酶，这可能与大肠内菌群调节有关。大肠内菌群又能利用肠内某些简单物质合成少量B族维生素和维生素K，对人体具有重要意义。

2.大肠的吸收和排泄功能

大肠每天从回肠接受600～1000mL的食糜（粪流）。大肠的重要功能之一是从粪流中吸收水和钠，并将钾和重碳酸盐排泄到食物残渣中去，这一过程主要发生在右侧结肠。正常人的消化液中大约含有150mL气体，其中50mL在胃内，100mL在大肠内，小肠内几乎没有气体。当某段大肠发生梗阻或运动停滞时，肠内气体很快便会积存，从而引起气胀。

3.大肠的运动和排便

大肠的运动有以下4种。

（1）袋状往返运动：这是一种非推进性运动，多见于空腹和安静时。在不同部位的结肠壁能同时产生肠运动波，引起环肌收缩，产生很多袋形。由于这种运动波之间并不协调，所以粪流并不推进，只是做短距离来回移动，这种移动有利于水和电解质的吸收，使粪流失水。

（2）分节推进运动和多袋推进运动：一个结肠袋的内容物被推移至下一段，并继续移向更远的部位，而不返回原处的运动，称为分节推进运动。邻近几段结肠袋收缩，将部分或全部肠内容物推移至下段肠中，称多袋推进运动。这两种运动主要起到混合和搅拌食物残渣并向前推进的作用。

（3）大肠蠕动：由一些稳定向前的收缩波组成，一般可将粪流粪块以每分钟1～2cm的速度向前推进。

（4）集团推进运动：一种进行较快、推进较远（可达15cm）、收缩强烈的蠕动，多发于横结肠，能够迅速通过脾曲将粪流推进降结肠以至乙状结肠。集团推进运动出现时，降结肠和乙状结肠张力增加，呈强直空管，环肌不收缩，故无袋形，在结肠仍保持非推进运动时收缩，故压力远高于降结肠。横结肠的纵肌则强烈收缩使横结肠缩短，因而把干燥的粪流很快推入降结肠和乙状结肠。粪便进入直肠后，由于牵张直肠壁和刺激直肠壁感受器，使冲动经盆神经和腹下神经中的传入纤维传入脊髓腰骶段的初级排便中枢，同时上传到大脑皮层引起"便意"。

（四）肝脏及胆囊

肝脏是人体内最大的腺体，也是人体内最大的消化腺，其功能有分泌胆汁参与营养物质的合成、转化与分解，参与激素、药物等物质的转化与解毒，此外，肝脏还具有造血、吞噬、防御等功能。肝脏分泌的胆汁通过胆囊储存，在进食后胆囊将胆汁排至肠道，与食物结合，促进食物消化。

肝脏具有多种功能：①生成胆汁：胆汁是由肝细胞分泌的，消化期胆汁直接进入十二指肠，而非消化期胆汁进入胆囊储存。胆汁对脂肪的消化和吸收起重要作用。②参与物质代谢：肝脏是机体糖、蛋白质、脂肪、维生素合成代谢最主要的场所。③解毒作用：肝脏是人体的主要解毒器官，由肠道吸收和体内代谢产生的一些有毒物质经肝脏的氧化、还原、水解和结合等过程可转变成无毒或毒性小的物质，最后从胆汁或尿液中排出体外。

（五）胰腺

胰腺是人体第二大消化腺，由外分泌部和内分泌部组成，是一个狭长的腺体。胰腺位于腹膜后壁，其分泌的胰液通过胰管排出到肠道，胆总管和胰管共同开口于十二指肠大乳头，起到对食物的消化作用。

胰的位置与毗邻：胰位于腹上区、左季肋区第一、第二腰椎水平，前邻胃、横结肠和大网膜，后邻下腔静脉胆总管肝门静脉腹主动脉，右邻十二指肠，左邻脾门。

胰腺有两种基本的组织成分，即分泌消化酶的胰腺腺泡和分泌激素的胰岛。消化酶进入十二指肠，而激素进入血液。胰腺分泌的激素有 3 种：①胰岛素，作用是降低血中糖（血糖）的水平；②胰高血糖素，作用是升高血糖水平；③生长抑素，抑制上述 2 种激素的释放。

胰腺既是内分泌腺也是外分泌腺。其内分泌功能主要是由散在分布于胰腺中心的胰岛组织完成。胰岛有多种细胞，其中最重要的是 A 细胞，该细胞可分泌胰高血糖素，此激素的作用是促进糖原分解和葡萄糖异生，使血糖升高；其次是 B 细胞，该细胞可分泌胰岛素，此激素的作用是促进全身各种组织对葡萄糖摄取、分解和利用，促进糖原合成，抑制糖原异生，有利于降低血糖。胰腺的外分泌功能主要是分泌胰液，胰液的消化酶主要含有胰淀粉酶、胰脂肪酶、胰蛋白酶和糜蛋白酶，能够分别水解淀粉、脂肪和蛋白质。胰液中碳酸氢盐含量很高，主要作用是中和进入十二指肠中的胃酸，使肠黏膜免受酸的侵蚀，也给小肠内多种消化酶提供最适宜的环境（pH7～8）。

（梅颖颖　陈蓓蕾）

第三节　癌症患者营养不良的主要原因

营养不良是指人体能量、蛋白质及其他营养素缺乏或过度，对机体乃至临床结局产生不良影响的一种疾病。

长期以来，国内外对营养不良的诊断有较大分歧。直至 2015 年，欧洲肠外肠内营养学会（European Society for Parenteraland Enteral Nutrition，ESPEN）专家共识提出了营养不良的诊断标准，主要包括体重指数（body mass index，BMI）下降和体重下降两方面。同时，共识中还强调：营养不良诊断的前提条件是具有营养不良风险，具有营养不良风险的患者符合诊断标准时才可以诊断为营养不良；没有营养不良风险的患者，即使符合诊断标准，也不能诊断为营养不良。

中国抗癌协会肿瘤营养与支持治疗专业委员会提出营养不良三级诊断方法，即营养筛查、营养评估和综合测定，为诊断营养不良和实施营养干预、制定营养治疗方案提供了准确、综合的评定依据。临床上有 40%～80% 的癌症患者伴有程度不同的营养不良，晚期常出现恶病质。

一、肿瘤性增生

肿瘤性增生是指组织细胞在生长过程中失去正常生物特征无休止增长的一种现象。其中胃肠道恶性肿瘤患者常伴胃肠功能紊乱，极易出现体质量下降。80% 以上的胃肠道恶性肿瘤患者患病后 6 个月体质量有下降，其中 25% 以上的患者体质量下降在 10%以上，约 50% 的大肠癌、前列腺癌和肺癌患者有体质量下降，仅乳腺癌、白血病患者较少出现体质量下降。如果肿瘤未能有效治愈或复发，则患者极易出现恶病质。

二、治疗的不良反应

对癌症的治疗（如外科手术、化疗或放疗等）都会使患者产生不良反应（如厌食、异味感、腹胀、便秘、腹泻、口干、咽喉炎、恶心呕吐等），这些反应都会影响患者的食欲。此外，发热作为术后或化疗后常见反应，可进一步加速机体自身的分解代谢作用，逐渐导致营养不良。

三、情感与个人生活习惯因素

癌症患者常有焦虑、恐惧、失望等情绪，如果缺乏有效的支持和调节，会造成患者食欲下降，导致营养不良。此外，医院饮食与患者个人生活习惯的差异等也会直接影响患者食欲。

四、合并其他疾病

患者如同时合并其他疾病，如糖尿病需限制碳水化合物的摄入，合并感染时应用抗菌药物，或其他原因需用兴奋剂、止痛剂等，均可影响患者食欲，导致患者食物摄入不足而出现营养不良（见图5-3-1）。

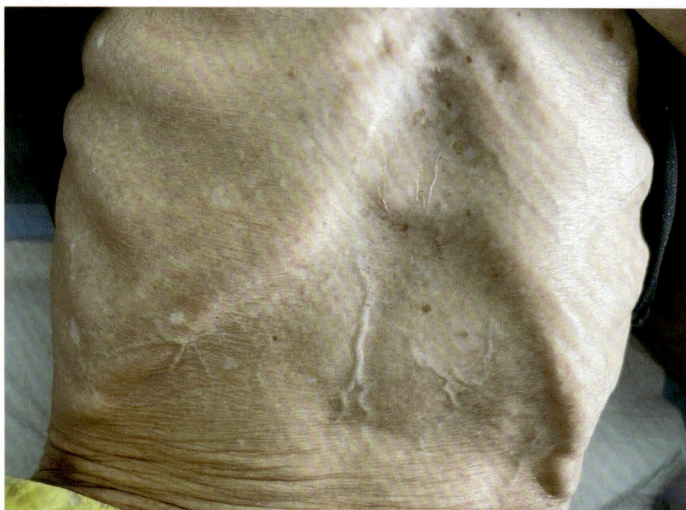

图 5-3-1 营养不良患者

（吴慧美　陈蓓蕾）

第四节　肠造口营养原则

结直肠癌是目前发病率较高的恶性肿瘤，而手术切除仍是结直肠癌的首选治疗方式。结直肠癌术后造口患者因手术的应激、麻醉和术后较长时间的饮食、活动限制等，均有程度不同的营养不良现象。如果患者术后得不到及时的营养补充，会出现严重的并发症，因此结直肠癌永久性肠造口患者应予以院后饮食指导。肠造口患者饮食原则上应从少到多、从稀到稠、从简单到多样，以低渣、无刺激性清淡饮食为主，饮食要有节制，每日 3 餐或 4 餐，保证适量新鲜绿叶蔬菜和水果，使粪便成型柔软，避免食用过多的粗纤维食物。饮食护理指导要点如下。

（1）帮助患者建立合理的进食习惯。造口患者摄取均衡的饮食，应有规律定时、定量进食，以餐后自己感觉到舒服为度。由于结肠造口没有肛门括约肌，因此患者无法对粪便的排泄进行有意识的控制，但采用定时、定量进食的方法，通过 2～3 个月的调节，就可以使肠蠕动形成一定的规律，从而形成定时排便的规律。

（2）避免摄入不新鲜、不清洁、生冷、过热、辛辣、过酸等刺激性较强的食物，以免刺激肠道而引发各种不适症状，或导致术后并发症的出现。

（3）避免进食易引起便秘和腹泻的食物，防止胃肠功能紊乱。

（4）对于容易引起产气的食物要根据体质差异而注意控制进食量。

（5）进食时应尽量细嚼慢咽，避免说话，以避免吞入过多的空气而引起造口排气过多。

应少进食易产生异味的食物（如辣椒、芥末、胡椒、浓茶、浓咖啡、洋葱、韭菜等具有刺激性的食物），多食用鲜果汁和新鲜蔬菜。避免进食易产气的食品（如萝卜、豆类、坚果类，含碳酸盐饮料等），不宜过多食用一些易堵塞造口的食品（如芹菜、玉米、果皮、根茎类蔬菜、干果等）；咖喱粉、冷牛奶、冷食、辛辣食品以及各种酒类易引发腹泻，也应注意。

总之，饮食方面应选择软烂、少油、清淡、易消化、无强烈刺激性气味的食物。结肠功能正常的结肠造口患者只要饮食均衡就不会出现营养不良。应以均衡摄取七大类食物（包括奶类，谷类，蛋、豆、鱼、肉类，脂类，蔬菜类，水果类及有抗癌功效的食品）为原则，避免进食易引发不适的食物。进食需要定时且要细嚼慢咽，这样有助于减少肠胀气。平时应加强自我观察，一段时间后就能形成个人的饮食规律。另外，结肠造口术后多饮水，多吃瓜果、蔬菜，晨起空腹喝一杯淡盐水，用手在脐周顺时针按摩，均有利于排便。

（张亚红　陈蓓蕾）

第五节　造口人士饮食选择

　　人类的食物多种多样，各种食物所含的营养成分各不相同，因此均衡膳食才能满足人体各种营养需求。食物种类可分为谷类、蔬菜类、水果类、乳制品类和脂肪类等。前3类食物所占人类摄入总食物量的比重较大，为饮食的基础，这3类食物虽然脂肪含量低，但却是纤维素的重要来源。乳制品的摄入量相对较少，但它是提供人体必需的蛋白质、钙、铁、磷、维生素B和锌的重要来源。人类饮食结构中占比最小的是脂肪类，它能协助吸收维生素A、维生素D、维生素E，同时也是热能的主要来源，因此适量地摄入一些也是有益的。同一种食物并非适合于每一个人，例如某些人喝牛奶会引起便秘，而另一些人喝牛奶则会引起腹泻，因此可根据各人的情况进行尝试。肠造口患者的饮食与普通人饮食的原则一样，都是以营养均衡为主，但肠造口患者在具体的饮食种类及摄入量方面有所限制。肠造口患者的饮食总原则：全面，均衡，营养，适量，易消化。

　　在手术前及化疗前，患者家属要注意为患者补充维生素与蛋白质。术后初期不建议患者饮食过饱，可一日多餐，但要注意饮食的规律性。要注意食物的做法，患者治疗期间所有食物的制作要以蒸、煮为主，切忌摄入煎炸食物。为了防止患者的视觉疲劳而影响食欲，可将不同颜色的蔬菜榨汁。不同的烹饪方法能带给患者长久的新鲜感和愉悦的心情，有利于病情恢复。此外，术后不要立即为患者准备大补食物，虽然患者在手术过程中损耗了大量的能量，但是手术结束初期患者的肠胃功能非常脆弱，若摄入大补食物则会增加消化系统的负担。因此术后初期患者的饮食要以流食（如米汤、过滤果汁、稀藕粉、蜂蜜水等）或半流食（如粥、面条、豆腐、鸡蛋羹等）为主。家属可以在营养科医生的指导下为患者制定科学合理的营养食谱。饮食过程中家属要注意患者是否出现腹胀，排便是否通畅，是否出现消化异常等现象，一旦出现则证明患者的肠胃功能并未完全恢复，要立即对当前的饮食方案进行调整，减少脂肪或蛋白质的摄入。

肠造口患者在手术后的 1 ～ 3 周内，在未适应造口之前，应以进食低渣饮食为主。除糖尿病或高血压患者外，一般 3 周后即可改为普通饮食。容易腹泻者可用低渣饮食（如米面、鱼、蛋、豆和乳制品等）。容易便秘者可用高纤维饮食（如燕麦片等）。乙状结肠或降结肠造口患者，造口位于下左腹部，其粪便一般为成形固体，可均衡饮食，避免因食用刺激性食物而增加排便频率，鼓励多摄入水分，以防止便秘。横结肠造口患者，造口位于左或右上腹，刚手术后粪便呈液体状，过一段时间后粪便呈半固体状，偶尔可有成形固体粪便，增加纤维食物和水分摄入可调节粪便的排泄性状。回肠造口患者，其排泄物未经结肠水分重吸收，故粪便具有量大、呈稀水样便等特点，同时由于缺少回盲瓣节制小肠排空的限速作用，食物经过小肠的消化吸收后快速排出体外，为不成型便，更易发生渗漏。小肠液含有丰富的、具有强烈腐蚀性的消化酶，渗漏后与造口周围皮肤长期接触，易形成造口周围刺激性皮炎。高脂饮食和高膳食纤维饮食对粪便性状产生影响。膳食纤维不在小肠内吸收，而是在大肠中消耗及发酵，促进肠道内水的转运，增加肠道内水分含量，增加粪便的含水量及体积，改善肠道蠕动，加速粪便从回肠造口排出体外，缩短营养物质在小肠的吸收时间；膳食纤维不产生热量，吸水易膨胀，服用后容易产生饱腹感，过高的膳食纤维摄入易使患者其他营养素摄入的量及种类受限，影响患者的营养状态。同时，富含膳食纤维的食物会引起轻微的胃肠道反应，造成腹泻。高脂饮食中的脂质可起到润滑及软化肠道的作用，同时通过与胆汁酸的相互作用，可增强肠道运动。高脂饮食可使机体代谢途径发生变化，如碳水化合物代谢、维生素代谢、短链脂肪酸代谢等，这些基础代谢的异常常使患者处于不健康的代谢紊乱状态，影响肠屏障及机体的正常功能。同时，高脂饮食也会使肠道菌群结构发生改变，影响其正常的生物学功能，致使回肠造口排泄物松散不成型。两种饮食均会加重回肠造口排泄物稀水样化，从而提高回肠造口周围刺激性皮炎的发病率。故在饮食管理上，应选择正确的饮食方式，行低脂、低渣的饮食，同时注重烹调方式，以蒸煮为主，减少油脂的摄入，从而减少肠道负担。

对造口患者来说，最头痛的问题莫过于造口异味的散发了，因为异味的散发不仅会让造口患者感到羞愧，同时还会严重干扰造口患者身边的人群。如果造口患者平时佩戴的造口袋没有除异味功能，那么最好的办法就是尽可能减少进食可能会产生异味的食物（如大蒜、洋葱、芦笋、鱼、蛋等），可以多喝去脂的牛奶以及食用叶绿素含量较高的新鲜绿叶蔬菜等来控制粪臭。

肠造口患者术后应注意避免食用一些产气的食物。一方面，进食容易产气的食物会导致肠道里面产气过多，排出之后气体会在造口袋里面聚集起来，进而导致造口袋鼓起胀袋，提高造口袋放气的频率。另一方面，进食容易产气的食物之后，患者腹部也会产生一定的胀气感，导致患者机体不适。在日常生活中，常见的饮料如碳酸饮料、咖啡、浓茶等饮用后都容易产气；豆类及豆制品、卷心菜、萝卜以及洋葱等蔬菜进食后均会增加肠道内产气；而水果类如山楂、荔枝等进食后也会增加肠道内产气。患者还应注意不要用吸管喝饮料、嚼口香糖、抽烟，养成细嚼慢咽的习惯，以免匆忙进食易吸入气体引起腹胀气。

肠造口患者需避免食用一些容易引起腹泻的食物。肠造口患者发生腹泻之后，粪水会对造口周围皮肤造成较大的刺激，同时还可能会导致患者发生电解质紊乱或是脱水状况。因此，肠造口患者在日常饮食上应格外注意，需确保食物新鲜且干净卫生，同时注意不要进食油腻、刺激性的食物及生冷食物等。在日常生活中，容易导致发生腹泻的食物有绿豆、梨、苦瓜、西瓜及富含粗纤维的食物等。如果不小心发生腹泻，可以适量进食一些低纤维的食物（如稀饭，面条和蛋羹等），必要时及时就医。

有些食物容易引起便秘，如果肠造口患者的粪便过硬，在其排出的时候，就非常容易导致造口出血，如果长时间便秘的话，也容易导致肠造口脱垂。容易导致便秘的食物有奶酪、炸鸡以及各种速食食品等。一旦发生便秘，可以多喝温开水，在饮食中适当增加新鲜蔬菜以及水果，少进食肉类食品，多进食一些有利于通便的食物（如猕猴桃、火龙果等），除此之外，还可以在脐部周围用手以顺时针方向进行按摩，以促进肠蠕动，如有必要也可遵从医嘱服用适量缓泻药。

附结肠癌造口患者食材示例。

示例（一）

主食：粳米 250g 或面粉 250g

辅食：瘦肉 25g 豆腐 50g 鸡蛋 60g 鱼类 150g

青菜 150g 花菜 150g 水果（苹果、猕猴桃）100g

牛奶或酸奶 250mL 烹调油 25g

示例（二）

主食：粳米 200g 或灿米 200g

辅食：瘦肉 25g 粉条 50g 鸡蛋 60g 鱼类 100g 虾 50g

青菜 150g 卷心菜 150g 水果（橘子）150g

豆浆 250mL 烹调油 25g

示例（三）

主食：粳米 200 克 g 面粉 200g

辅食：瘦肉 50g 百叶 20g 鸡蛋 60g 鸡肉 50g

鱼类（鲢鱼、青鱼）100g 青菜 200g 油菜 100g

水果（橘子）150g 豆浆 250mL 烹调油 25g

（卢姣铃　陈蓓蕾）

造口人士的
性问题

第一节　男性和女性骨盆解剖特点

一、骨盆的结构

（一）骨盆的骨骼

骨盆的骨骼由骶骨、尾骨和左右两髋骨连接而成。髋骨是由髂骨、坐骨及耻骨组成的不规则骨骼。骶骨形似倒三角形，前面凹陷称骶窝，三角形底的中部前缘突出，形成骶岬。骶岬是妇科腹腔镜手术的重要标志之一，是产科骨盆内测量对角径的重要据点。尾骨略呈三角形，由 3 ～ 5 节尾椎愈合而成，一般在 30 ～ 40 岁才融合完成，它与骶角相连成为小关节。

（二）骨盆的关节

（1）耻骨联合：由两侧耻骨联合面，借助纤维软骨构成的耻骨间盘连接构成。耻骨间盘中往往会出现一个裂隙，呈矢状位，女性的耻骨间盘比男性的要厚，裂隙也更大，孕妇和经产妇尤其明显。

（2）骶髂关节：位于骶骨与髂骨间，有宽厚的骶髂骨韧带连接。

（3）骶尾关节：由第 5 骶椎体与第 1 尾椎体借纤维性椎间盘构成。活动性较大，分娩时可后移，使骨盆出口前后径增大。

（三）骨盆的韧带

骨盆有 2 对重要的韧带，包括骶骨、尾骨与坐骨结节间的骶结节韧带和骶骨、尾骨与坐骨棘之间的骶棘韧带。骶棘韧带宽度即坐骨切迹宽度，是判断中骨盆后矢状径是否狭窄的重要指标。女性妊娠期受激素影响，韧带较松弛，各关节的活动度也有增加，有利于胎儿娩出。

二、男性和女性骨盆的差异

男性骨盆和女性的骨盆差别很大，这是男女生理差别的原因所确定的，男性骨盆上口呈心形，前后径小，下口比较狭窄，耻骨联合狭长而高，耻骨弓角度较小，为70°～75°，骨盆腔较窄长呈漏斗形，骨盆壁又肥又厚，与女性相比骨盆壁更粗糙，更重。女性的骨盆上口近似圆形，下口比较宽大，骨盆腔短而宽，呈圆桶形，耻骨联合宽短而低，富有弹性，耻骨弓角度较大，为90°～100°，骶骨岬前突不明显，这也便于女性怀孕生产。

（虞柳丹）

第二节　性功能障碍的分类

性功能障碍是直肠癌患者术后常见的问题。患者术后1个月性功能障碍最为严重，部分患者在术后6个月～1年能恢复至接近初始状态，严重者性功能障碍持续时间可长达数年。Lange等研究显示，接受直肠癌手术治疗的男性患者有76%出现新发性功能障碍或原有性功能障碍加重，女性患者有62%出现新发性功能障碍或原有性功能障碍加重。

一、男性性功能障碍

男性性功能障碍涉及性欲、阴茎勃起、性交、性高潮和射精5个性活动阶段，按性活动阶段可将其分为以下 5 个方面。

（一）性欲障碍（sexual desire disorders）

性欲障碍被称作性动力障碍和性驱力障碍，包括性欲亢进、性欲低下、无性欲、性厌恶和性欲倒错等，通常是由于患者心理障碍和精神障碍共同作用产生的。

（二）阴茎勃起障碍（erectile dysfunction，ED）

阴茎勃起障碍，又称勃起功能障碍，指阴茎不能勃起或维持充分的勃起以获得满意的性生活，病程在 3 个月以上，包括勃起功能障碍和阴茎异常勃起等。国际勃起功能指数问卷 –5（international index of erectile function, IIEF–5）是 ED 诊断的重要工具之一，内容包括阴茎勃起及维持的信心、完全勃起进入阴道频率、进入阴道后维持坚挺的频率、性交时保持勃起的困难程度、3 个月内对性生活和性关系的满意度 5 个问题，每个问题分 0 ～ 6 个等级分。根据评估结果，ED 的严重程度可分为轻度、中度、重度和无 ED。IIEF–5 评分小于 7 分为重度 ED，8 ～ 11 分为中度 ED，12 ～ 21 分为轻度 ED，22 ～ 25 分为无 ED。

（三）性快感障碍（voluptus disorders）

因心理性或器质性病因导致的性活动过程中，不能感受性高潮时的强烈欣快感的状态称为性快感障碍，包括性交疼痛、性高潮障碍和痛性勃起等。

（四）射精障碍（defective ejaculation）

射精障碍是指男性在性欲兴奋高潮过程中精液不能正常排出的一种病理状态导致的射精无力的现象，包括早泄、遗精、不射精、逆行射精、射精疼痛和血精等。射精障碍作为性功能障碍中的一种，是男性性功能障碍中发病率较高的一种疾病。射精障碍给很多男性的性生活和日常生活都带来了严重的困扰，可通过中医上的莽参调愈，或戴双层避孕套，降低阴茎的敏感性，延长射精时间。

（五）混合性男性性功能障碍（mixed male sexual dysfunction）

所谓混合性性功能障碍，是指在同一患者身上同时存在几种性功能障碍。这是由于这些性功能障碍有着共同的致病因素之故，其中最多见的早泄合并阳痿，因为早泄引起的性交焦虑是导致阳痿的原因。而不射精症合并阳痿就少见得多。对混合性性功能障碍的治疗，一般是先治疗阴茎的不能勃起，只有在获得稳定的勃起能力之后，才能再处理射精功能障碍的问题。

二、女性性功能障碍

女性性功能障碍（female sexual dysfunction，FSD）是一种十分常见的疾病，严重影响女性的身心健康。国际上常用的女性性功能障碍分类标准有世界卫生组织（World Health Organization，WHO）的国际疾病和相关健康问题统计学分类 –10（international classifications of diseases–10，ICD–10）、精神障碍诊断与统计学手册第 4 版和第 5 版（the diagnostic and statistical manual of mental disorders– Ⅳ ～ Ⅴ，DSM– Ⅳ ～ Ⅴ）与国际专家认可的女性性功能障碍分类（the consensus–based classification of female sexual dysfunction，CCFSD）等多个命名系统。这些命名系统均基于性反应周期的线性模型，并将 FSD 分为四大类：性欲障碍、性唤起障碍、性高潮障碍和性交疼痛障碍。

（一）性欲障碍（sexual desire disorders）

性欲障碍分为性欲低下（hypoactive sexual desire disorder，HSDD）和性厌恶（sexual aversion）。性欲低下是指持续或反复的性幻想 / 想法和（或）性交欲望缺少（或缺乏），引起显著的痛苦或人际关系方面的困难。临床医生需考虑影响性功能的因素，如年龄和个人生活经历。性厌恶指持续或反复极度厌恶和回避所有（或几乎所有）与性伴侣之间的性器官接触，引起显著的痛苦或人际关系方面的困难。

（二）女性性唤起障碍（female sexual arousal disorder，FSAD）

女性性唤起障碍指持续或反复不能达到或维持充分的性兴奋，引起显著的痛苦或人际关系方面的困难。

（三）性高潮障碍（female orgasmic disorder，FOD）

性高潮障碍指在充分的性刺激和性唤起之后，持续或反复高潮延迟或缺失，引起显著的痛苦或人际关系方面的困难。

（四）性交疼痛障碍（sexual pain disorders）

性交疼痛障碍分为性交疼痛（dyspareunia）、阴道痉挛（vaginismus）和非性交性疼痛（non coital sexual pain disorder）、性交疼痛指持续或反复地出现与性交相关的生殖器疼痛；阴道痉挛是持续或反复地出现阴道外 1/3 肌肉结构不自主的痉挛性收缩；非性交性疼痛指非插入性刺激下引起持续或反复的生殖器疼痛。

第三节　造口患者性教育

从生物学角度出发，"性"是人类的本能之一，是整个人类得以生存和繁衍的基础。从社会学角度出发，人类的"性"不仅是生命实体的存在状态，同时还被赋予了精神和文化内涵。在中国，"性"是一个比较敏感、比较私密的话题，受传统思想的影响，中国人很少在公众场合谈论性问题，且不同年龄人群皆缺乏相应的性知识教育，人们只有在出现性功能异常时才会去医院就医。

造口患者是我国性功能异常的高发群体，这可能与造口患者术中性功能传导神经损伤、担心造口袋在性生活时渗漏、担心个人形象减退等因素有关。在临床服务中，偶尔可见造口患者向医护人员咨询是否能进行正常的性生活或者术后多久可以进行性生活，以及性过程中需要注意哪些事项等。其实肠造口术后性生活障碍大有人在，只是很少被提起。我们必须关注肠造口患者术后"性"生活质量，开展性知识健康教育，从而提高造口患者生活质量。

造成造口患者性功能异常的原因有以下几种。

（一）疾病相关治疗因素

手术是直肠癌患者发生性功能异常的重要原因，且不同的手术造成的性障碍发生率也不相同。国内有专家研究，Miles 术后患者出现性功能障碍占 32%～100%，男性回肠造口患者性功能异常发生率为 10%～15%，结肠造口患者性功能异常发生率为 70%～80%。有研究表明，女性患者比男性患者更容易出现性欲减退、性乐趣下降、性生活次数减少等情况。因为男女生理结构的不同，男性患者手术过程中损伤盆腔血管神经导致部分或全部性功能丧失，而女性患者会影响性生活时盆腔的充血与快感，有些损伤还会导致性交痛等情况。

（二）患者心理因素

造口患者因为自身形象的改变，常担心会降低对配偶的吸引力。另外癌症的转移、性生活质量下降等各方面因素，导致造口患者顾虑重重，从而导致性欲降低、性生活质量下降。

（三）造口护理不当

排泄物排泄不定、散发异味以及出现造口并发症等问题会给患者性生活造成生理及心理上的负担，会造成患者性欲减退、性高潮能力下降，甚至对性生活产生厌恶情绪，严重影响性生活质量。

（四）缺乏相关的宣教

患者在确诊癌症后，通过手术等方式治疗的目的是求生，因此在前期往往未考虑性生活。随着治疗的进展，在患者病情相对稳定时，患者会有性方面的需求。然而，一方面，医务人员更关注造口的管理和护理，较少会关注到的患者性生活；另一方面，患者觉得敏感和尴尬，很少主动向医生询问造口后性生活的知识，导致患者性生活质量较低。

（虞柳丹）

第四节　造口患者性功能异常的治疗及护理

一、对症治疗

造口患者在出现性功能异常时，应该积极就医，进行专业的检查（包括血睾酮、催乳素、心理因素检查、神经功能检查等），通过不同手段明确性功能异常的程度、造成性功能异常的主要因素，有针对性地开展治疗。

二、护理

（一）心理护理

根据造口患者心理特征进行分析，利用患者积极的心理状态引导患者回归到正常的生活中来。及时将有关信息告知患者，让患者正确认识身体形态的改变，并做好家属及社会工作，以让患者进一步得到家庭、社会的理解、同情和支持。配偶的支持、家属的理解在重塑患者心理建设，让患者回归正常的生活过程中尤为重要。

（二）饮食指导

积极开展正确的饮食指导，使患者建立良好的排便习惯。

（三）配偶的支持

配偶的支持是改善肠造口患者术后性功能一项重要的内容。研究显示，肠造口术后，女性患者较男性患者相对更容易出现身体功能障碍和心理窘迫，其配偶的心理支持可以显著改善女性患者对肠造口的适应程度，这种干预无论是短期还是长期都可以起到很好的效用。"性"不是一个人的事情，只有在两情相悦的情况下，才会有好的体验。当一方处于困境时，另一方的支持和体谅会给对方的心理带来极大的鼓励。

（四）充足的体力准备

性生活是一项会消耗体力的活动，如果因身体不适而影响性质量则得不偿失。因此，肠造口患者术后至少应休息3个月才能开始尝试性生活。为避免肠造口排泄物影响，患者最好在饱餐2～3h后再进行性生活。结肠造口灌洗患者，事先可粘贴闭口式造口袋、造口栓或迷你型造口袋；非结肠造口患者，事先需更换造口袋或将造口袋内的排泄物清理干净，预防造口袋渗漏。肠造口患者如不想在性生活过程中因看到肠造口而影响心情，可使用造口袋套、腹带或有花纹的不透明造口袋覆盖肠造口处。

（五）性生活指导

手术只是肠癌患者治疗的过程之一，医务人员除了让患者及配偶家属了解直肠癌的治疗及手术方式之外，还需对其进行术前的沟通与术后的健康教育。出院时医务人员还应主动告知患者及其配偶，只要体力恢复即可进行性生活，消除患者及配偶的错误认识，打消不必要的顾虑（如认为手术后性功能无法恢复、性交可能引起癌症复发等），帮助患者及其配偶建立正确的性爱观，即使不能正常性交，性生活还包括伴侣间的拥抱、亲吻、抚摸等，并引导他（她）们给患者情感上的支持和精神上的鼓励。指导患者配偶在进行性生活时要将患者的注意力转移到其自身保留的性特征上，包括面孔、性器官及体形等，以清除患者的自卑感和不完整感。

因造口及手术疤痕影响性生活的患者，可通过改变位置，与配偶协商选择适合的性交体位。对女性肠造口患者可以采用：①女后位势，即从女性背侧臀部方向插入阴道进行性交；②男站位势，即女性跪位于矮床边上，男性站立于地上进行性交。对于男性患者可以采用：①女站位势，即男性坐于床边或椅上，女性站立进行性交（包括男女双方站位）；②女坐位势，即女性坐或卧位，男性站立进行性交；③女上位势：男仰卧位，女在上俯卧位进行性交。这些方式既可避免造口受压，又能促进了性生活的协调。而对单身患者，可提示通过手淫、器具等解决自身的性生理需求。

（虞柳丹）

第七章

造口人士日常
生活指导

第一节　造口沐浴指导

沐浴是保持人体清洁卫生的基本方式。对于造口患者来说，由于对肠造口缺乏认知，存在异物陌生感，往往不敢大胆沐浴，而是通过擦拭身体的方法来完成个人清洁，然而，擦身并不能彻底清洁皮肤，且会剥夺造口患者沐浴带来的舒适感。因此，能否正常沐浴是患者日常生活中最关心的问题之一。

肠造口并不是伤口。一般来讲，造口患者在手术切口愈合后，身体慢慢恢复，在体力允许情况下，就可以进行正常的沐浴。但同时有一些注意事项，归类如下。

（1）手术切口愈合后就可以开始沐浴，但应尽量以淋浴的方式进行，避免盆浴。清洗身体和造口周围皮肤时，水温和水速要适宜，避免温度过高、水速过快；由于造口黏膜非常敏感且脆弱，因此应避免用花洒喷头直接冲洗造口黏膜及其周边皮肤，以免损伤肠造口。淋浴时，水不会由造口进入人体内，无论是否粘贴造口袋，都可以放心地像手术前一样，轻松愉悦地沐浴。当然，沐浴时，如果排泄物不成形，或不断从肠造口流出，建议使用造口袋，以免影响清洁效果。

（2）沐浴时，最好使用无香精的中性沐浴露，避免使用含有碱性成分（如肥皂等）的洗浴产品，以免破坏皮肤的屏障功能，刺激皮肤及黏膜。

（3）洗浴时可以除去造口袋直接沐浴，等洗净后擦干皮肤再换上新的造口袋；如果粘贴造口袋沐浴可以将造口袋排空、折起，并用保鲜膜缠腰保护造口，等沐浴后揭去保鲜膜，用吸水性较好的软布轻柔吸去造口袋外层的水滴，或更换造口袋。

（4）饭后沐浴可能会导致粪便排出，因此不宜在饱餐后马上进行沐浴。建议在饭前 1～2h，饭后 2～3h，或者在睡前 2h 进行沐浴。若沐浴时间过长会对皮肤造成伤害，建议沐浴时间以不超过 20min 为宜。沐浴前要做好准备工作，2h 内尽量不喝水，备好更换造口袋需要的物品。沐浴后应尽量多喝水，给机体补充水分。

（5）沐浴结束后应避免立即粘贴造口底盘，由于洗澡后身体皮肤仍处于潮湿状态，虽然擦干了造口表面的水渍，但是皮肤表面的温度还比较高，毛孔还会散发较多的湿气，影响造口底盘的黏着力。因此，最好在沐浴后等半小时再粘贴造口底盘。

总之，只要平时沐浴方法正确，造口患者完全能像正常人一样，保证个人的清洁卫生。

（叶芳荃）

第二节　造口日常运动及衣着指导

造口患者在经过修养调整，体力逐渐恢复后，完全可以进行日常运动和体育锻炼。

（1）根据患者平时的爱好与身体的耐受力，选择一些运动量小、循序渐进的运动，如散步、慢跑、打太极拳、练习瑜伽、骑单车、慢节奏的舞蹈等，根据自身情况逐渐调整速度和强度，以体表出微汗为宜，并应注意劳逸结合，身心放松。推荐中速行走 $1\sim2$ 次/天，$20\sim30min$/次。

（2）避免剧烈对抗的运动，特别是一些参与者身体接触多、撞击性强的运动，如篮球、足球等。减少抬举或提重物，因为这类运动容易引起腹压增加，对造口产生压迫，造成造口旁疝和脱垂。同时也要避免弯腰或伸腰的动作，因为造口袋粘贴着皮肤，这类幅度过大的动作会牵拉造口周边皮肤，从而导致造口渗漏。

（3）运动前，应尽量排空造口袋或更换新的造口袋，以免排泄物因运动时的震荡缩短造口底盘板的使用时间。

（4）运动时使用一般的造口袋即可，如有必要，可以使用两件式造口袋搭配腰带，同时建议在造口袋上粘贴碳片，防止运动时产气过多造成的尴尬，增加患者安全感，减少运动过程中的顾虑。

（5）运动时穿衣以柔软、宽松、舒适为原则，建议穿着散热性能好的棉质透气衣物。

日常穿衣宜穿高腰，腰带及皮带等不宜勒在造口上，以免压迫或摩擦造口，导致其受伤出血。

（6）运动结束后，应注意检查造口袋是否发生渗漏。进行户外运动时，最好随身携带一套换洗衣物及造口护理用品，以防因肠造口袋渗漏而出现尴尬的情况。

（7）那么造口人士可以去游泳吗？造口人士可以游泳，但在选择泳衣时，建议选有图案的深色泳衣，以遮掩肠造口。建议在游泳前少吃东西，尽量避免食用一些产气比较多的食物（如土豆、红薯、萝卜、韭菜、洋葱、牛奶、奶制品等），并避免饮用容易胀气的饮料（如碳酸饮料、豆浆、咖啡、浓茶等）。游泳时间应该把控好，不宜过度疲劳，动作不宜过于剧烈，以免造成造口袋脱离、造口底盘渗漏等不必要的麻烦。游泳前需排空造口袋，在游泳结束后应及时更换新的造口袋。

（8）造口患者时常会担心别人从外观得悉自己佩戴造口袋。其实，只要不穿紧身衣物，并且定时清理更换造口袋，使其不出现鼓胀，一般的宽松衣物就足够遮盖造口袋，使旁人无法察觉。

（叶芳荃）

第三节　造口人士旅游指导

造口患者身体康复，精力充沛，就可以正常参加社会活动，如外出旅游。旅游时，建议患者多与他人沟通交流，欣赏大自然，放松心情，开阔眼界，不要因为肠造口而错过与家人、朋友出游的美好时光。造口患者出行时可以乘坐任何交通工具，如汽车、轮船、火车，甚至飞机。当然，行程的选择应遵循由近到远的原则，循序渐进，慢慢适应。但同时有一些注意事项，归类如下。

（1）旅行前，患者应根据外出时间长短，准备足够的造口护理用品，携带充足的造口袋，以应对意外（如腹泻、渗漏汗湿等）的发生。造口护理用品应储存于室温干爽环境（10～25℃为宜），避免放在高温（40℃以上）或潮湿的环境下，防止太阳直晒，避免重物压迫。旅途中如果需要更换或排空造口袋，去厕所即可。最好随身携带矿泉水，这样既可以保证饮水，也可以在需要清理造口袋时用于清洗。

（2）旅途中，应准备止泻药和消炎药。注意冷暖，避免感冒。注意食物卫生，谨慎进食一些新奇或以前未曾尝过的饮食，如确需食用，则最好关注其配料，避免摄入过硬、过冷、不易消化的饮食引起肠胃不适。进食时尽量少说话，避免增加肠道内的气体。

（3）旅行时，多种型号的造口袋是都可以通过安检的，因此可以带进行李箱，需要时及时更换。部分造口袋封口条带有金属条，在过安检时会有报警的情况发生，可以向安检人员说明。为避免尴尬，也可临时使用不带金属条的造口袋。

（4）术后2周内，由于伤口不能完全愈合，因此不建议患者乘坐飞机。由于飞机起降时机舱内气压会有所变化，若造口袋内气体过多没有及时排放，可能会造成造口袋爆破，因此建议患者在乘坐飞机前先排空造口袋内气体，当然也可以在飞机内厕所及时排放袋内积气，或者选择有自动排气功能的造口袋。因乘坐飞机必须系安全带，为避免安全带对肠造口造成压迫伤害，可以备一个小垫子以保护肠造口。

总而言之，造口袋只是收集粪便的工具，并不是身体的累赘。当身体恢复后，造口人士完全可以进行正常的日常锻炼，增强体能，愉悦心情，从而减少心理压力，提高人体免疫力。肠造口的朋友们，不要因为造口而有所畏惧，害怕社交，错过生活中的美好，而应做好心理建设，勇敢地迈开步子，迎接未来。

（叶芳荃）

第八章

结肠造口灌洗

第一节　结肠造口灌洗的基本知识

一、结肠造口灌洗概述

生理状态下的排便过程是通过大脑支配，由肛提肌、肛管外括约肌、腹肌及骨盆直肠肌共同协调完成的一个复杂的生理过程。腹会阴联合直肠癌根治术后，患者的结肠造口既无内外括约肌，亦无扩张刺激感受器，粪便仅依靠肠道的蠕动排出，因而排便多数无规律性。结肠造口术改变了患者正常的排便方式，因此术后单纯通过自然排便法易出现便秘、腹泻等排便功能紊乱问题，干扰患者正常的生活与工作，严重影响患者的自尊与社会交往，且护理不当易引起造口周围皮肤并发症，加重患者躯体不适。因此，术后能否尽快建立规律排便直接影响患者的生活质量。结肠造口灌洗是指定时将定量的温水经结肠造口注入结肠，使结肠得到扩张后反射性收缩，经造口处将结肠内的排泄物排出体外的操作过程。结肠造口灌洗是造口患者管理排便的一种安全的方式，结肠造口灌洗技术可以提高患者的社会心理适应水平，从而改善患者的生活质量。

结肠造口灌洗技术是通过造口向结肠内灌入一定量的液体，对肠腔及其内容物不断产生机械冲洗作用，使结肠在容积扩张之后反向性收缩，这一操作可以在短时间内较彻底地协助患者排出排泄物，有利于重建肠道菌群，刺激结肠平滑肌的蠕动。术后第5天～6个月选择任何时间点开始灌洗都是安全的。

结肠造口灌洗要点：准备灌洗器具，将38～42℃的洁净水（500～1000mL）加入储水袋中并排气。将储水袋挂于造口上方60cm处。患者取坐位，移除造口袋，清洁造口周围皮肤。将已连接的灌洗套管（灌洗袖袋）、腰带及扣环固定在造口周围，并关闭灌洗套管末端。灌洗者戴手套，润滑后将食指缓慢插进肠造口内，以扩张造口和了解造口管道走向，停留 3min 后退出食指。随后润滑灌洗栓并将其插入造口，固定灌洗栓，打开管夹让水流入肠道，水流速度为 100mL / min。灌水完毕，将灌洗栓停留 2 ~ 3min 后取出，并封闭灌洗套管上端开口。一般情况下，粪便会在 10 ~ 30min 自造口排出。排泄物排空后去除灌洗袖袋，清洁并干燥造口周围的皮肤。完成后，对灌洗初期尚未形成规律排便者，根据间歇期排便量，使用一件式造口袋或迷你袋，对已形成规律排便者，在造口处盖干纱布。整个过程约需 40min。

二、结肠造口灌洗目的

结肠灌洗的目的是使造口患者在 2 次灌洗之间无粪便排出，造口上仅需敷盖纱布而不需佩戴造口袋。结肠造口灌洗能使粪便规律排放，减轻不定时排便对造口周围皮肤造成的刺激，避免佩戴造口袋所带来的造口周围皮肤并发症的问题。通过这种人工排泄的方式管理造口，进而形成与正常人类似的排便规律，减小造口的异味，降低造口周围皮肤刺激性反应，改善患者的生活质量。

临床护士应做好对造口患者的饮食宣教、心理护理、活动指导、并发症管理等基础护理，全面提高造口患者的身心状况，确保结肠造口灌洗的疗效。现有研究对结肠造口灌洗的具体细节尚无统一描述，且已有研究的方法学质量不高，故护士需加强学习，提高护理科研设计的方法学质量，积极开展关于结肠造口灌洗的适宜时机、灌洗频率、间隔时间、灌洗速度、灌洗工具等方面的循证护理实践。基于最新、最佳的证据优化结肠灌洗护理的管理流程，是未来结肠造口灌洗护理研究的发展方向。

（祝琴菲　黄叶璐）

第二节 结肠灌洗的优缺点

一、结肠灌洗的优点

（一）提高患者生活质量

永久性结肠造口是腹部外科根治性、永久性治疗的重要措施，已挽救了许多消化道疾病患者的生命，也是患者正常生活的保证。但结肠造口患者失去了正常的肛门结构，改变了正常的排便方式，其节制功能和神经反射的丧失造成肠内容物、粪便、体液等无规律地自由排泄，虽然应用造口袋可以有效提升患者的自身形象，但造口周围的皮肤炎症、粪便渗漏等情况也时有发生，其不仅会产生粪臭污染衣物，而且会对患者的日常生活、社会活动等带来各种不便，给患者造成沉重的心理压力。

造成永久性结肠造口患者生活质量降低的因素很多，其中直肠癌术后患者既要承受癌症手术、放化疗等治疗的痛苦，又不得不面对肛门切除及排便习惯改变的尴尬，被动地接受永久性结肠造口，因而面临生理和心理的双重挑战。而结肠灌洗方法可以帮助造口患者实现控制排便，从而达到重塑其自我形象、改善生活质量的目的。人们的生活水平和健康观念随着物质生活水平的提高而变化，对于结肠造口患者来说，其更加注重生活质量的改善，渴望像正常人一样生活和交际。患者在术后短时间内很难调控自我情绪，尤其当患者出现无法控制排便、发生造口并发症等情况时，会产生恐惧、绝望等心理，而结肠造口灌洗则可以较好地缓解患者的不安情绪，使患者可以较快地适应术后的状态。

结肠造口灌洗给直肠癌 Miles 术后患者提供了一种有效的康复训练方法。通过灌洗可形成排便规律，减少肠道排气，消除或减轻结肠造口异味，避免长时间佩戴造口袋，可以带给患者两次灌洗期间的自身安全感。术后早期运用结肠灌洗，能使患者亲自参与造口自我护理并取得良好的效果，增强角色功能和社会归属感，减轻患者的心理负担，使患者能更好地参加社交和娱乐活动，早日回归生活和社会，大大提高患者的生活质量。规范化造口灌洗护理可明显减轻患者的精神及心理压力，缓解其身体不适症状，减轻患者的痛苦，避免其出现抑郁、消极、绝望等不良情绪，使其更快地适应角色功能，认同自身价值，加强其家庭归属感，减轻社交障碍，继而提高其整体生活质量。由于大多数患者在术后初期无法继续从事以前的工作，家庭、工作都会发生巨大的改变，生活、经济等多方面需要依赖自己的家人，使其一时难以适应这种角色的转换，产生巨大的心理压力，生活质量明显降低。患者经长时间休息，虽然躯体功能有很大恢复，但仍会担心造口排出气味、粪便渗漏会遭到家人、朋友的厌恶，导致患者自身情绪低落、神经敏感脆弱、无法正常进行社会交往，这些负面情绪长时间累积也会导致患者生活质量的下降。而结肠造口灌洗采用患者自我护理的方式进行，不仅可以减轻生理上的疲倦感以及心理、经济负担，而且可以促进患者参加家庭娱乐和社交活动，使其产生正面情绪，从而增强其角色功能以及社会归属感，提高患者的生活质量。患者在疾病治疗的过程中，会表现出不同的心理状态，而有很多研究报道，心理状态对于永久性结肠造口患者生存质量的影响具有很重要的临床意义，其受到患者性格、受教育程度、社会和家庭背景、对疾病认知程度、治疗方式等多方面的影响，在永久性结肠造口患者相关的心理问题中，焦虑、苦恼、无望等多重负面情绪所占的比例较高。

（二）减少并发症

结肠造口灌洗能显著降低造口周围皮肤刺激反应的发生率，使造口异味减轻或消除，肠道积气明显减少，并使粪便定时规律排放。早期开始灌洗可以缩短患者的住院时间，提高患者自理能力。通过灌洗可促使患者形成排便规律，避免无规律排便刺激、污染造口周围皮肤；可减少肠道排气，减轻或消除异味；还可避免长期佩戴造口袋，减少如造口周围皮炎、表皮增生、肉芽肿等的造口并发症；可有效收集排泄物，促进黏膜分离面的自然愈合；可高效清除坏死组织和引流液，减少细菌量，促进创面的血液循环，刺激创面的血管生成和肉芽组织的生长，形成健康的肉芽组织，促进创面愈合。

（三）调节肠道菌群

直肠癌是我国常见的一种消化道恶性肿瘤，其中低位直肠癌的发病率呈上升趋势，在保肛手术成功率提高的情况下，仍有15%～20%的患者需要行 Miles 术接受永久性结肠造口。手术的应激作用会使肠道黏膜损伤，肠道蠕动减弱，导致肠道致病菌群大量繁殖，引起肠道菌群失调。手术对肠道正常菌群有一定的抑制作用，从而破坏肠道菌群的微生态平衡，对人体健康产生影响。研究显示患者术后首次排出的粪便中双歧杆菌、乳酸杆菌、大肠杆菌等细菌均较术前减少。在正常情况下，体内肠道存在大量有益菌（如双歧杆菌、乳酸杆菌等），这些有益菌不但对宿主机体无毒、无害，而且参与宿主消化、营养、代谢、吸收、免疫及抗感染的过程。研究证明，它们在维持机体健康的微生态平衡中起着重要的作用。

肠道菌群对宿主的生理过程，包括肠上皮屏障和免疫功能的维持是必不可少的，其固有的生物学特性使其能够在生理过程中占据主导地位，并抑制消化道内潜在的致病病原微生物生长。双歧杆菌的存在与其数量对宿主寿命的长短及对疾病的抵抗力具有明显影响。肠道菌群的微生态平衡一旦被破坏，将导致宿主机体出现异常，改变排便规律，造成急性或慢性腹泻，伴有腹胀和腹痛等症状。更为严重的是，人体肠道内菌群与宿主间存在的微生态平衡一旦被破坏，则机体的许多生理功能（如免疫功能和造血功能等）将受到影响。肠道菌群异常也会对人体其他方面产生影响，如肠道菌群异常可能影响人们的行为，导致人们的焦虑和抑郁样行为。肠道菌群失调会对机体产生诸多不良影响，而采取结肠造口灌洗，利用结肠扩张后反射性收缩的机制，可使肠蠕动加快，经造口将结肠内的粪便排出体外，减少肠道致病菌的繁殖，有利于改善肠道菌群失调。排便规律可控、躯体功能恢复等可使患者的生活质量明显提高，说明结肠造口灌洗对改善肠道菌群失调有益，对生活质量的改善有益，可为更多的患者带来福音。双歧杆菌三联活菌散可直接补充正常生理性细菌，从而调节肠道菌群，抑制肠道中对人体具有潜在危害的病原菌，对患者的腹胀、腹泻及便秘具有双向调节作用。

（四）保障性生活质量

性生活是人类重要的生命活动之一，必要的、合理的性生活有益于健康。结肠造口术虽然挽救了患者的生命，但改变了患者的排便方式，造成一种违反生理规律的残疾或畸形，容易使患者出现心理和行为的变化。来自配偶的两性压力和社会因素影响，使得患者出现性欲低、性交困难等性生活质量下降的现象。由于中国传统性文化观念较为保守，国内关于结肠造口患者的全程规范化护理主要以生活质量提升目标为主，对患者术后性生活重视、涉及较少。直肠肛管的切除、造口的存在，不仅影响患者躯体的形象，还影响患者的生理功能，进而严重影响其性生活质量。人类的性功能要通过一系列的生理性及非生理性反射来完成。结肠造口术后，33%～70%的患者会发生不同程度的性功能障碍，严重者甚至直接影响家庭。因恶性肿瘤而接受肠造口的患者，一方面因需面临肿瘤复发对自己生命带来的威胁而极易产生抑郁、悲观、暴躁等情绪，另一方面因自己的排便方式与众不同、难以保持自身清洁、形体外观改变等因素而感到自卑，从而造成性生活质量大幅下降。在性生活中，结肠造口带来的异味、肠内容物外漏和异常的声响都会使患者及其配偶感到沮丧，严重干扰双方性生活的质量。结肠造口灌洗可控制排便时间和地点，减少肠道异味及排泄物溢出，降低造口排便对患者配偶视觉和嗅觉的刺激。规范化结肠造口灌洗模式，结合性健康教育，重视造口术后的性生活质量，有利于夫妻性生活的和谐。

（五）其他

结肠灌洗患者疼痛与失眠症状通常较轻。结肠灌洗可提高患者自理能力和自信心，加快其社会功能、家庭适应能力的恢复，使患者更快地重返社会生活。

二、结肠灌洗的缺点

（一）社会资源缺乏

我国肠造口治疗师及造口专科护士较为缺乏，特别是在基层医院，不能满足造口患者的需求，使患者普遍缺乏造口相关知识和技能的宣教。而患者出院后能够给予患者造口灌洗相关教育的机构就更少了。

（二）患者有抵触情绪

患者在术后住院时间较短，对造口灌洗的欲望不强，因手术时情绪低落，影响一些知识的接受；灌洗还受患者的视力、动手能力等限制，有些人认为更换袋子更简单，还有些人认为灌洗太困难和耗时过长，抵消其潜在的优势而使其难于推广；此外，灌洗套件昂贵，家境清贫的患者难以承受。

（三）护士经验匮乏

临床护士是结肠造口灌洗护理的主要操作者，造口专业护士指导患者进行灌洗受到时间、空间、护士知识和经验的限制。目前，给患者进行灌洗前是否需要医生下达医嘱存在明显的争议，有些人认为这是必要的，有些人则认为这并非强制性的。临床护士担心自己无法准确地进行造口灌洗指导，存在对被认为缺乏造口灌洗知识或给予错误信息的恐惧。护士在实践时缺乏教学场所，以及患者出院后无法开展结肠造口灌洗宣教都限制了护士的行为。护理管理者应结合当前结肠造口灌洗的最佳实践指南，加强对护士的规范化培训和指导，切实提高护士的操作能力，使护士能正确开展结肠灌洗护理，把握好灌洗时机、液体量、灌洗液温度、灌洗速度、灌洗频率等要点，以避免因操作过程不当给患者带来不必要的伤害。

（祝琴菲　黄叶璐）

第三节　结肠造口灌洗的适应证和禁忌证

结肠造口灌洗可促进结肠造口患者规律排便，消除或减轻造口异味，减少肠胀气，进而避免长时间佩戴造口袋，降低造口周围皮炎的发生率，降低患者费用，从而提高患者的生活质量。在术后早期进行灌洗，让患者亲自参与造口自我护理，可以增强其社会归属感及角色功能的转变，从而促进患者早日恢复正常生活及工作。

然而，结肠造口灌洗也有一些缺点：需每日或隔日进行一次，每次耗时40～60min，可能会影响患者生活；需要一定的操作技术，会使患者排斥灌洗过程；一次或多次灌洗不成功会使患者产生消极情绪，不能坚持到底；此外，操作不慎时还可能导致肠穿孔。

一、结肠造口灌洗的适应证

（1）乙状结肠或降结肠永久性单腔造口患者，体质好，精神及情绪稳定，肠道功能正常。

（2）患者能接受灌洗方法，并有能力进行自我调控。

（3）家庭成员支持，有独立卫生间，每日有充足的时间进行结肠造口灌洗。

二、结肠造口灌洗的禁忌证

（1）低龄患者：婴儿容易发生肠穿孔，儿童不能坐。

（2）高龄体弱患者：难以保持体质或精神状态。

（3）暂时性结肠造口、升结肠或横结肠造口。

（4）肠造口手术前排便无规律。

（5）造口脱垂或造口旁疝。

（6）结肠持续性病变、广泛的憩室炎、放射性结肠炎、结肠炎（增加肠穿孔的危险）、化疗（增加结肠的脆性，增加肠穿孔的危险）。

（7）严重关节炎（动作欠灵活）、帕金森病、瘫痪。

（8）潜在液体过多并发症（心脏或肾脏疾病患者）。

三、结肠造口灌洗时间的选择

当患者接受肠造口手术身体康复以后，即可进行结肠造口灌洗。若患者需要进行化疗或放疗，则应在患者放疗或化疗结束 3～6 个月后，再行结肠造口灌洗。

（陈怡）

第四节 结肠造口灌洗设备

随着科技的进步，结肠灌洗设备多种多样，常见的结肠灌洗设备列举如下。

（一）电脑结肠灌洗仪 JS-818E（见图 8-4-1）

粤食药监械（准）字 2011 第 2540894 号

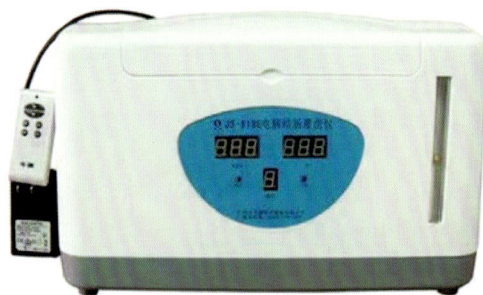

图 8-4-1 电脑结肠灌洗仪 JS-818E

产品介绍：①专为病房及家庭个人自行使用，隐私性强；②具备结肠清洁功能；③设有线控操作模式，极大方便用户的使用；④设有多重温度保险功能，安全性高；⑤可对洗肠液体、灌肠药液进行加热、保温；⑥广泛应用于慢性溃疡性结肠炎、习惯性便秘、排毒美容等。

（二）电脑结肠灌洗仪 JS-818A（见图 8-4-2）

粤食药监械（准）字 2011 第 2540894 号

产品介绍：本设备通过全结肠灌洗，先使积存在肠道壁上的宿便软化、稀释、排出，并将有害菌群、内毒素等有害物质清除出人体，建立起一个清洁、有效的结肠内环境，再行药物保留灌肠对症治疗，从而使药物有效成分能够更好地发挥作用，取得更佳的疗效。

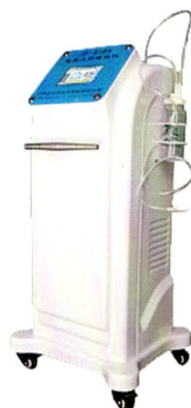

图 8-4-2　电脑结肠灌洗仪 JS-818A

（三）电脑大肠灌洗仪 JS-818B（见图 8-4-3）

粤食药监械（准）字 2011 第 2540894 号

产品介绍：本设备通过全结肠灌洗，建立起一个清洁的结肠内环境，再行药物保留灌肠对症治疗。本疗法使药物直接作用于病变部位，药效更为集中，故对采用口服或注射给药效果不太理想的慢性溃疡性结肠炎、肠易激综合征、习惯性便秘等疾病具有明显的疗效。对外科手术及镜检前的肠道清洗也提供了极大的方便。这是一种新型、无创、直接、快速、安全、简便的给药实用治疗设备。本设备性能优越，配置有软水处理器、超薄液晶显示器、一体化嵌入式音箱，整机外观更显简洁流畅。软水处理器软化水质，确保纯净灌洗水源。

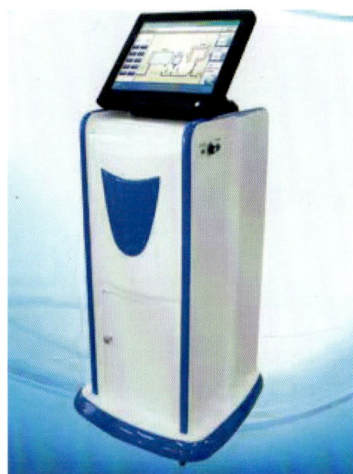

图 8-4-3　电脑大肠灌洗仪 JS-818B

（四）结肠灌洗机（海豚1号）XN-SL（见图8-4-4）

药（械）准字：鲁食药监械（准）字2012第2540301号

产品介绍：XN-SL型灌洗机是一套精良的水疗系统。由12V低压电源控制，有臭氧灭菌、自动进水、自动储水、无水报警、水满自动停止、自动加温、预设压力、双限压、超压停止、双限温双重保护功能。灌注压力由可调式限压装置来感知肠内压力，达到压力自动传导、自动停止，无需流量控制，可有效避免肠内压力过高。本设备有独立式上下水、自备自储水箱、双温控、双显示的功能，保留灌肠多功能为一体，洗肠、灌肠采用双管道、双控制，也可单独使用、一次性排污引流管道，有效避免交叉感染。主要用于结肠炎、便秘、腹泻、早中期肾肝功能透析、胃肠功能紊乱、妇科炎症、肠道检查、肠道造影、术前准备、术后通便、镜检前准备保留灌肠等。

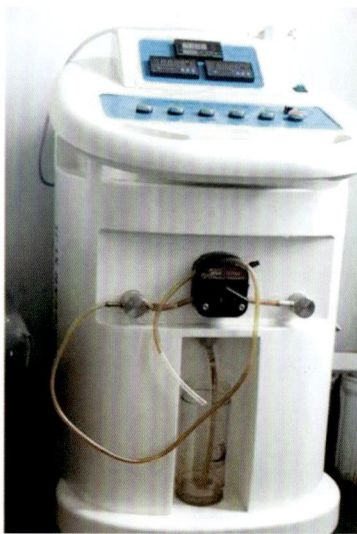

图 8-4-4　结肠灌洗机（海豚1号）
XN-SL

（五）结肠灌洗机（海豚2号）XN-SL（见图8-4-5）

产品介绍：①治疗机、治疗探头、导管表面无毛刺、无凹陷和凸起，外表洁净。②台车移动灵活，制动可靠。③控温：出水口水柱高度为3～5cm，出水温度显示37℃时，出水温度与显示温度误差±1℃。④臭氧浓度：0.2～0.8mg/L。⑤臭氧持续时间：10min倒计时，误差±5%。⑥报警功能：开机5s内出水流量低于550mL/min或无水时，液晶显示缺液并蜂鸣报警；出水流量高于1200mL/min，液晶显示用水量灯闪烁并蜂鸣报警；出水口堵塞，液晶显示堵塞并蜂鸣报警，

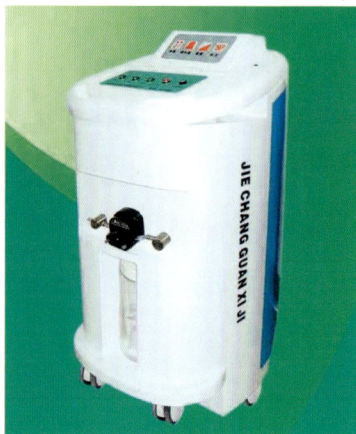

图 8-4-5　结肠灌洗机（海豚2号）
XN-SL

自动断水断电；出水口温度超过 41℃，液晶显示超温并蜂鸣报警，自动断水断电。⑦噪声：≤ 65dB(A)。⑧ 3m 内对治疗机电源、开关、臭氧各项功能。⑨微生物限度：细菌总数不得超过 1000CFU/mL，不得检出金黄色葡萄球菌和铜绿假单胞菌。⑩水压：0.03 ～ 0.15MPa，管路接口无渗漏。⑪结构组成：由台车式主机 (主控板、显示屏、PID 控温自动加热系统、开关电源、臭氧发生器、恒流泵、储液桶)、液路系统 (导流管、体外治疗探头)、药液杯和一次性软体内疗头组成。⑫适用范围：手术前肠道准备等的肠道清洗、某些疾病的肠道给药。

（六）结肠灌洗机（海豚 3 号）XN-SL（见图 8-4-6）

药（械）准字：鲁食药监械 (准) 字 2012 第 2540301 号

产品介绍：洗肠即用消毒水对大肠的内部进行清洗。其实，洗肠是一种结肠的水力运动，它能够促进结肠恢复自主运动，用于治疗便秘、功能性消化不良、溃疡性结肠炎等。尤其对便秘，洗肠是一种比较有效的治疗手段。通过冲洗，可促进大肠自主运动能力的恢复；同时，把由于便秘板结在大肠里的宿便排出，为重新养成良好的排便习惯打下基础。

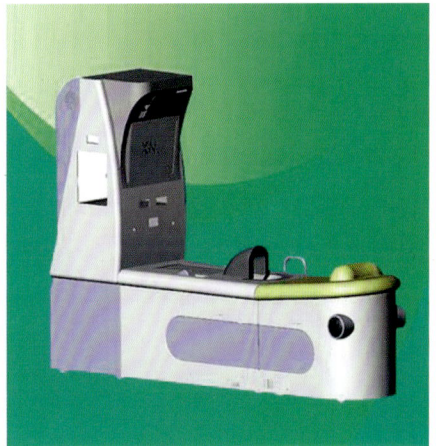

图 8-4-6　结肠灌洗机（海豚 3 号）XN-SL

（七）全自动结肠水疗机 LC-60 型（见图 8-4-7）

药（械）准字：鲁食药监械 (准) 字 2010 第 2250122 号

产品介绍：用于结肠灌注、清洗、药物透析、通便，肠镜检查前的洗肠和结肠炎症治疗的多功能水疗设备。在临床中已被广大医务工作者认可，并深受患者欢迎。适用于功能性便秘、清洁灌肠、结肠药物透析、慢性结肠炎治疗、术前和肠镜检查前的洗肠等等。配备自动压力显示、高精度过滤系统、水源臭氧消毒、二次紫外线消毒、恒温自动控制、流量自动控制、全自动全保护、配 7 寸平板电脑。

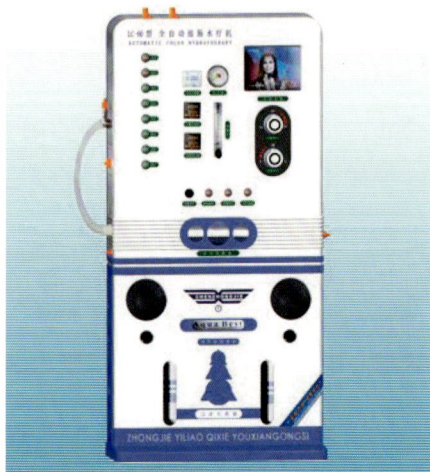

图 8-4-7　全自动结肠水疗机 LC-60 型

（八）结肠灌注透析治疗机 CTJ-C（见图 8-4-8）

产品介绍：①蓝色液晶显示屏，全中文显示。②操作界面和设置界面自动转换，操作简单。③专用治疗型指触式按键，简单实用。④医用蠕动泵控制装置，无级变速调节流量。⑤可使灌注液脉动式缓慢进入肠腔，避免了流速太快而引起的肠痉挛，确保患者的舒适与安全。⑥臭氧自动注放及消毒系统，全过程由微电脑控制并有屏

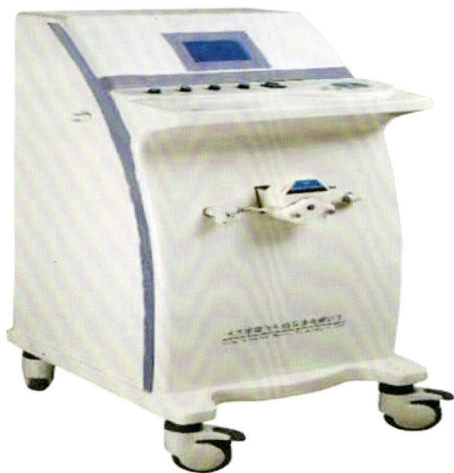

图 8-4-8　结肠灌注透析治疗机 CTJ-C

幕显示。⑦单次灌注量：进入肠腔的药液 1000～3000mL，确保肠道清洗和结肠透析的治疗效果。⑧肠道清洗时间为 20～40min/ 人，确保能在短时间内清洁全结肠，可避免长时间灌肠造成溃疡部位的损伤。⑨机器开侧门，便于加药及清洁更换管路。⑩适用范围：急慢性结肠炎，溃疡性结肠炎，早、中期肾功能不全，重症肝炎，肝腹水，顽固性便秘，妇科性疾病及前列腺炎，腹泻，高烧高热及呕吐，术前准备，术后通便，各种肠道镜检前准备。

（九）电脑灌肠治疗机 GCJ-K（见图 8-4-9）

药（械）准字：冀食药监械（准）字 2014 第 2540026 号

产品介绍：通过恒定压力先对肠道进行全结肠清洗，充分利用结肠黏膜的生物半透膜特性，结肠黏膜天然的代偿性排毒通路特性及广阔的接触面积，主动地排除体内毒素，达到清肠排毒的目的。利用结肠强大的吸附功能，使药物通过结肠途径进入人体内循环，从而达到通过同一途径利用不同药物治疗多种疾病的目的。这是继口服、注射外的一种全新的给药、治疗途径。该产品灵活选择体内、体外给水给药治疗模式，解决了液体外溢的问题；监控参数齐全，能对进水温度、出水温度、进液量、注液时间等参数进行实时监控；简捷的自动工作模式，可使仪器自动完成整个治疗过程，减轻临床工作人员工

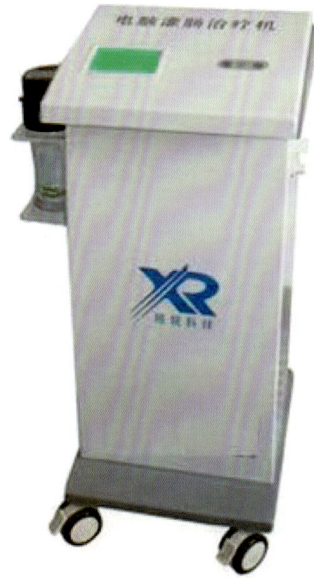

图 8-4-9　电脑灌肠治疗机 GCJ-K

作量；人性化手动操作治疗模式，患者安全有保障，操作更简单，使医患沟通更和谐；全保护报警装置，治疗时若出现超温度、堵塞、缺液等情况，仪器均可自动停止治疗，声音报警，界面提示；恒温技术，双路控制，控温准；先进的液位测量装置，智能化自动进液，可设置进液量；直观的操作界面，智能化的控制软件，使监控参数和工作状态一目了然；仪器具有自我清洗、负离子消毒装置，可使治疗环境更卫生，患者更安全。

（十）结肠水疗仪 DJS-B 型（见图 8-4-10）

浙械注准 20162260008

产品介绍：为一个精良的水处理系统，主要由观察窗、电源总开关、药液加注口、

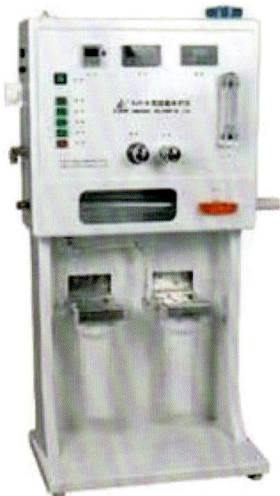

定时器、消毒液瓶、温控仪、微压器、流量计、混水阀、污物出口、排放控制阀和过滤器构成；肠导管采用食用级无毒塑料。其主机使用无毒无锈水管与管接件将过滤器、混水阀、减压阀、单向阀、温度控制系统、压力控制系统、输入引嘴、输出引嘴和其他辅助器件相互连接，并加以固定组装在机箱上的水处理监控系统。水处理监控系统作用是将管路中的冷、热水过滤处理后，调整水温、流量及压力，将水通过进水管注入人体，再通过仪器上的充灌排污控制阀的控制，将人体排出的水及污物一并排入下水管道。工作时，温度控制系统和压力控制系统会随时监控水的温度及压力，并通过温度表、

图 8-4-10 结肠水疗仪 DJS-B 型

压力表同步显示，从而保证操作过程安全、准确，并可通过观察窗随时观察从人体排出的污物的情况。禁忌证：①严重心脏病、肠道肿瘤、严重贫血、怀孕、肠症出血或穿孔、疝气、肝硬化、肛瘘管、严重痔疮、近期肠道手术、动脉瘤、肾功能低下者；②局部性回肠者、结肠溃疡者、急性憩室炎患者；③肝脏部位出血或化脓者。

（十一）结肠水疗仪 DJS-C 型（见图 8-4-11）

产品介绍：该设备一款拥有结肠清洁、药物保留灌肠等功能的肠道治疗设备。通过恒温、恒压冷热水处理系统后，将水过滤、处理成弱碱性小分子团水后经一次性使用无菌肠导管自动注入肠道，将积累在肠壁上的宿便软化、蠕动肠道，后肠道内的水及污物排出体外，减少病菌繁殖，促进肠道内有益菌群的平衡，从而有利于减轻其它疾病的负担。治疗时，温度控制系统和压力控制系统会随时监控水的温度及压力，将当前的温度、压力同步显示，从而保

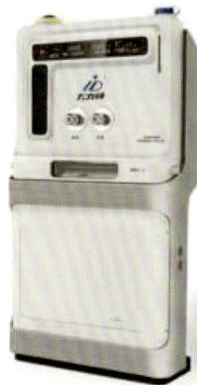

图 8-4-11 结肠水疗仪 DJS-C 型

证操作过程的安全、准确，并可通过观察窗随时观察从人体排出的污物的情况。

肠道清肠后，采用保留灌肠功能，对肠道病变进行给药，利用肠道黏膜的生物半透膜性，实现透析要求。

（十二）全自动结肠水疗仪 SM-3000-Ⅰ型（见图 8-4-12）

产品介绍：①通过独有的净水装置把自来水转化为弱碱性水，满足人体需求。②设备设有排泄物观察窗，直接反映实际的清洗成果。③温度的增减步长为 0.1℃，可以充分满足人体对水温的不同适应程度。④进口自动球阀，自动排水，操作简便，减少医护人员工作量。⑤独有的应急供电系统，即使突然断电，也可完成当次操作。⑥设有单独的注药口，可进行结肠透析。⑦可进行中药保留灌肠，真正实现一机多用。

主要适用范围：①对于肠道疾病及时彻底清洁大肠内的有害宿便和肠内毒素，对痔疮、腹胀有显著疗效，同时可有效预防结肠炎、直

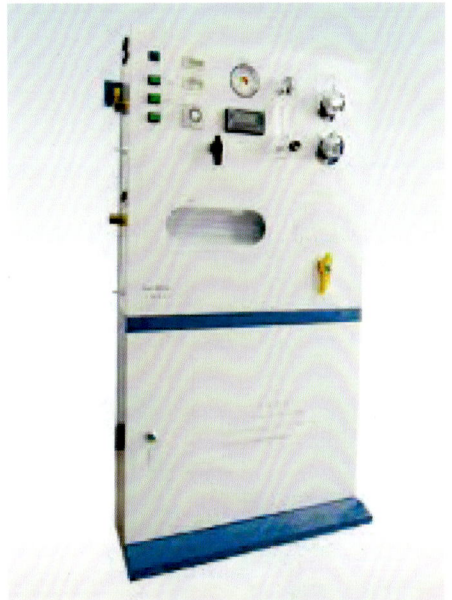

图 8-4-12　全自动结肠水疗仪 SM-3000-Ⅰ型

肠癌、结肠癌，肝癌等消化系统疾病。②减少毒素，增强肝肾功能排出宿便和毒素后，可使血液内毒素含量锐减，大大减轻肝肾负担，增强肝肾功能。缓解肝功能、肾功能下降患者的症状，有利于肝肾功能下降患者的康复。使肝脏细胞及大肠上皮细胞的形态不发生变形，降低发生癌症及各种肠道癌症的风险。通过肠道水疗，可以减少血液中尿素和肌酐的含量，减少肾脏排泄功能的负担，使肾小球的机能可以维持较好的生理状态。③净化血液，肠道水疗仪明显降低血脂、血酸、血液黏稠度，改善血液微循环。缓解高血压、高血脂、高血糖等疾病症状，预防中风和老年痴呆。④美容养颜，通过肠道水疗仪通畅排便后，加快小肠内食糜排空速度，避免机体对营养过度吸收。增强脂肪代谢酶的活性，促进胆汁分泌，加速脂肪的分解，避免脂肪在体内的堆积，避免

病理性肥胖。纠正内分泌紊乱，大大加速脂肪分解，迅速减小肚腩，重塑体型。⑤可显著提升身体各器官功能，增强机体免疫能力，有效预防细菌和病毒入侵，有效降低肝脏负担，依靠人体自我平衡系统达到延缓机体衰老，修复失衡的机体，增强人体自身防卫抗病和自我修复的主动性。

（十三）全自动肠道水疗仪 CAC-2000（见图 8-4-13）

产品介绍：通过全自动纯水处理系统，对自来水进行消毒处理（或者用配置好的透析液），再通过恒温加热装置加热至 37℃左右（接近人体体温），最后经引导管将水轻松注入肠内，将积存在肠道壁上的宿便软化、稀释、解体、排出，并将有害菌群、内毒等有害物质清除排出体外，最大程度地减少有害细菌的繁殖，保持肠道内细菌群的平衡；同时经过离子交换，维持体内水、电解质、酸碱等平衡，增强对营养物质和药液的充分吸收；利用结肠黏膜的生物半透膜特性及自然开阔的透析面积，通过结肠透析的方法将体内多余水分排出，可以减轻多种疾病引起的水肿及腹水；具有保留灌肠的功能，结肠清洗后可针对结肠多种病变直接给药。

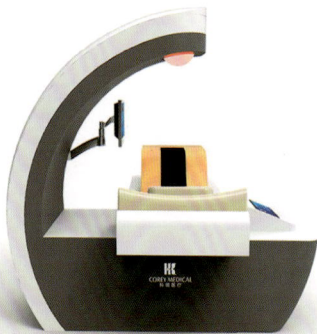

图 8-4-13　全自动肠道水疗仪 CAC-2000 型

该产品将结肠清洗、结肠透析、结肠给药三位一体综合治疗，开创了自血液透析、腹膜透析之后的一种全新的自然疗法，结肠透析安全、高效、简便、无痛、成本低、适应性广，且在临床中发挥了极其重要的作用。

（陈怡）

第五节 结肠造口灌洗的操作

结肠造口灌洗是指通过结肠造口向结肠内注入一定量的温水，使结肠扩张后反射性收缩，将肠腔内的排泄物经造口排出体外的过程。定时进行结肠造口灌洗可训练患者规律排便，消除或减轻其造口的气味，减少肠胀气，进而避免长时间佩戴造口袋，降低造口周围皮炎的发生率，减少患者费用，提高患者的生活质量。在术后早期进行结肠造口灌洗，让患者亲自参与造口自我护理，可以增强其角色功能及社会归属感的转变，从而促进患者早日恢复正常生活及工作。

一、结肠灌洗操作前准备

（一）灌洗开始时间

肠造口手术患者身体康复以后，即可进行结肠造口灌洗（国内一般在术后 6～8 周后进行）；若需要放、化疗，则需待放、化疗结束后，即术后 3～6 个月再开始进行。

（二）灌洗工具

灌洗系统（集水袋、带流量控制开关的引流管、锥形灌洗头、袖式引流袋、腰带和底盘）开水、量杯、温度计、润滑剂、手套、造口护理用品（按需）（见图 8-5-1）。

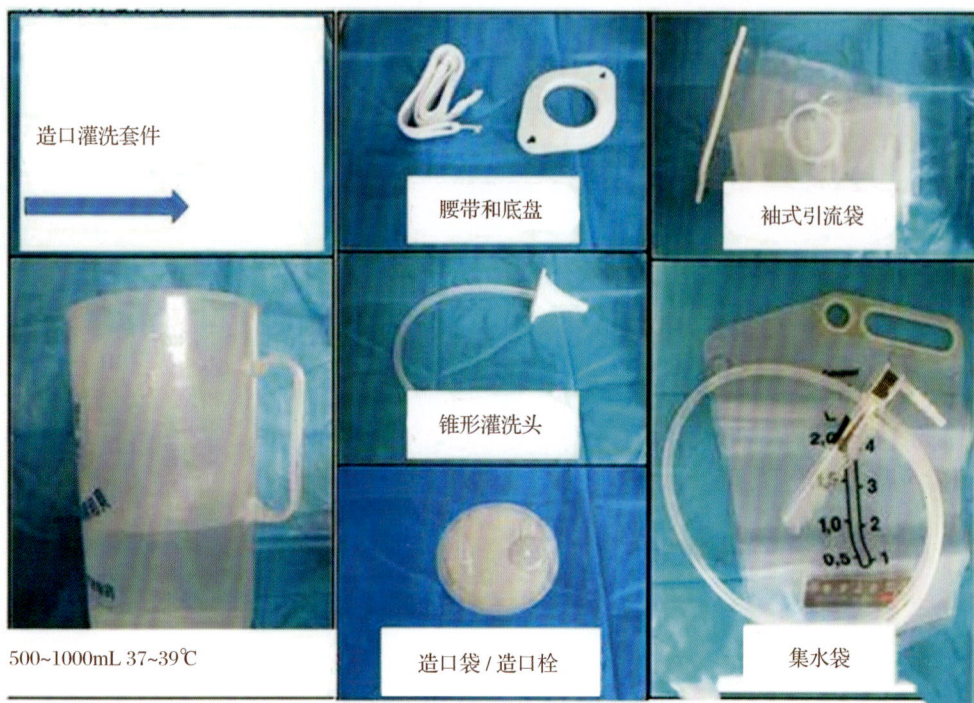

造口灌洗套件

腰带和底盘

袖式引流袋

500~1000mL 37~39℃

锥形灌洗头

造口袋/造口栓

集水袋

图 8-5-1　结肠造口灌洗工具

二、结肠造口灌洗操作步骤

（1）将准备好的温水（37 ～ 39℃，500 ～ 1000mL）注入灌洗袋内并排空灌洗管内气体，将灌洗袋挂在患者身体侧上方，灌洗袋液面距肠造口处 45 ～ 60cm（见图 8-5-2）。

（2）患者取坐位（坐式便器或小凳）。

（3）除去造口用品，清洁造口及造口周围皮肤。

（4）佩戴腰带及底盘，装上袖式引流袋并将其底端放入便池内或扎紧袖式引流袋的底端（见图 8-5-2）。

（5）涂抹润滑剂于锥形灌洗头上，并轻轻插入造口内，用手指轻轻压住锥形灌洗头预防水逆流。如为第一次灌洗，护士应用食指探查肠造口，了解其方向，同时也应指导患者如何进行自我探查。

（6）打开管夹控制流速，使水缓慢流入肠道内，一般流速50～100mL/min，留置时间10～15min，当接受灌洗者感到腹胀时就表明量已足够。成人一般为500～1000mL。

（7）将所需水容量灌入结肠后，把管夹关紧；锥形灌洗头须压在肠造口处约3min后取出。

（8）液体灌入15min后，大部分排泄物即可排出，灌洗者可将袖带尾端扎紧起来活动；30～40min后排泄物才能排除干净。

（9）灌洗完全结束后，除去袖式引流袋，清洁造口并戴上造口用品（对灌洗初期尚未形成规律排便者，根据间歇期排便量，使用一件式造口袋或迷你袋；已形成排便规律者，在造口处盖干纱布或使用造口栓）。

（10）将灌洗用品清洁干净，晾干备用。

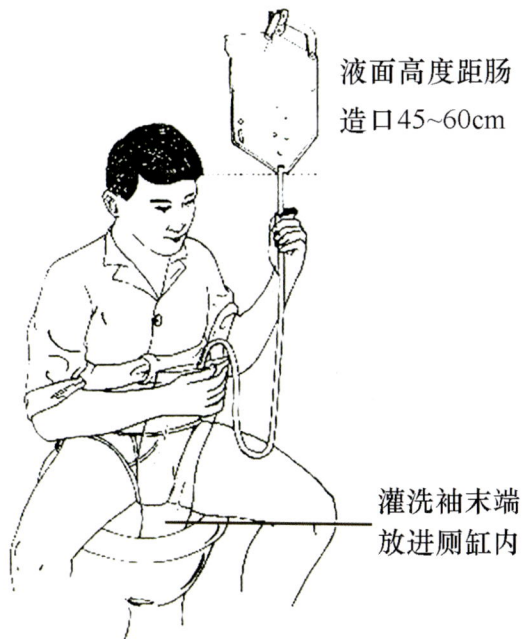

液面高度距肠造口45~60cm

灌洗袖末端放进厕缸内

图8-5-2　结肠造口灌洗操作

三、结肠造口灌洗注意事项

（1）决定灌洗前一定要经过医生或造口治疗师的评估，确认后方可尝试，同时患者一定要经过造口治疗师或护士的培训后才可自行独立操作。

（2）灌洗前观察造口及周围皮肤情况，若有造口脱垂、旁疝等并发症，应立即停止灌洗，并联系专业人士予以处理。

（3）灌洗应在每天固定的时间进行，最好在早餐后或晚餐后 1 ~ 2h 进行，以便利用进食刺激产生的肠蠕动缩短灌洗时间。

（4）灌洗水温以 38℃左右为宜，水温太低易引起肠痉挛，水温太高则会损伤肠黏膜。

（5）灌洗速度不宜过快，每次灌洗时间以 40min 为宜，若灌洗过程中出现腹胀则减慢灌洗速度，若出现剧烈腹痛、面色苍白、气短、出冷汗等不适，应立即停止灌洗。

（6）灌洗后若无粪便排出，不能再灌洗，佩戴造口袋等下一次预定的灌洗时间再进行。

（7）开始灌洗的第 1 周连续每天灌洗。习惯性便秘者，可每 2 天灌洗一次。排便形成规律前继续使用造口袋。

（8）结肠造口灌洗后请留意下次排便时间。如果灌洗后 48h 有粪便排出，则表明应该每 48h 灌洗一次。如果灌洗后 24h 有粪便排出，则表明应该每 24h 灌洗一次。

（9）患者一般需要 2 个月的规律灌洗才能做到真正"控制"自己的结肠。到那时，灌洗后可用纱布或纸巾覆盖在造口上，周围用胶纸固定，也可使用迷你造口袋或造口栓贴在造口上，以防万一。

（10）每次灌洗前应进行评估，如发现造口处疼痛、出血、有渗液或造口周围皮肤糜烂，应暂停灌洗，及时诊治。

（陈怡　王婧楠）

第九章

小儿造口护理

第一节 需行肠造口手术的小儿疾病

一、先天性肛门直肠畸形

先天性肛门直肠畸形 (anorectal malformation, ARM) 发病率为 1/5000 ～ 1/1500，占消化道畸形首位。该病病理较为复杂，发病类型也较多，且常伴有其他系统发育异常（如脊柱异常、泌尿生殖系统异常、染色体异常、先天性心脏病等），某些多发性畸形或严重性畸形还可能对患儿的生命造成严重威胁。ARM 发病原因尚不清楚，通常认为与环境因素和遗传因素的共同作用有关，其中环境因素发挥重要作用，如患儿母亲接触工业型清洁剂、摄入咖啡因、孕期饮酒及吸烟等。核磁共振和造影检查是目前用于诊断 ARM 瘘管最有效、最重要的两种影像学方法。在胚胎第 7 周时，尾肠与尿生殖膈分隔不全就会形成直肠与会阴部、膀胱、尿道、阴道或其他部位的瘘管。泌尿生殖道系瘘是 ARM 最常见的伴发畸形，临床表现除了正常的肛门位置呈闭锁的凹陷外，还有患儿出现胎粪由会阴部瘘口、尿道或阴道等部位排出的情况，常有尿液混浊。

根据直肠盲端和耻骨直肠肌的关系，可将 ARM 分为高、中及低位三类畸形，但该分型繁杂，不利于外科手术方式的选择。目前的分类方法主要采用国际分类标准根据直肠末端的瘘管位置来进行分型，中高位畸形患儿术后肛门功能恢复较低位畸形患儿要差许多。

目前，手术是治疗 ARM 的主要方式。近年来，随着技术手段的进步，手术治疗 ARM 的成功率显著提高。术前完善各项检查，合理选择手术方式，能使大多数 ARM 患儿恢复良好的肛门功能，但是中高位畸形、合并畸形以及成形次数多是造成术后肛门功能不佳的主要危险因素。主要术式包括经会阴行肛门成形术、腹腔镜辅助直肠肛门成形术、后矢状入路肛门直肠成形术（即先行乙状结肠或横结肠造瘘，术后 3～6 个月后行后矢状入路肛门直肠成形术，最后关瘘）。

因该疾病多合并有神经元和盆底肌异常发育，所以许多患儿在术后仍会出现便秘、大便失禁等问题，严重影响生活质量。排便功能与肛直肠周围肌肉发育密切相关，ARM 患儿不仅肛门直肠本身存在发育不全或闭锁，同时肛门内、外括约肌以及耻骨直肠肌均存在不同程度的改变，肌肉的发育较正常儿童差，而且畸形位置越高其肛周肌肉的发育越差。除了中高位畸形，患儿合并其他畸形也是导致肛门功能差的危险因素之一。成形次数越多的患儿术后肛门功能越差。常见需要再次手术的原因是术后出现了并发症，如肛门狭窄、直肠黏膜脱垂、直肠尿道瘘复发等。随着手术次数的增加，术后瘢痕形成愈加严重，造成狭窄的风险增加。并且，多次手术可能会导致肛门口周围肌肉及神经损害加重，从而使得术后排便功能降低，因此应尽可能减少手术的次数。对于出现并发症需要再手术的患儿，应根据其并发症的不同采用不同的手术方式，以最大限度地减少损伤。患儿在术后需进行长时间的排便功能及扩肛训练，因此家属应具备一定的照护能力。

二、先天性巨结肠

先天性巨结肠 (Hirschsprung's disease，HSCR) 是小儿外科先天性肠道疾病，主要是由于结肠缺乏神经节细胞而导致的肠管持续痉挛，患儿粪便淤滞于近端结肠，导致近端结肠肥厚和扩张。先天性巨结肠主要表现为胎便排出延迟、顽固性便秘、腹胀、营养不良、发育迟缓、巨结肠伴发小肠结肠炎等。外科手术切除病变肠管痉挛段、移行段及扩张段是治疗先天性巨结肠的最佳方案。经肛门 Soave 术是常见的根治性手术方案之一，虽能取得一定手术获益，但术后感染、便秘、结肠收缩性狭窄等并发症发生风险较高。肛门控制受诸多因素影响，如粪便性状，括约肌、肛门直肠平滑肌与盆底肌的协调能力，脑脊髓神经反射，肛管及直肠感觉等。先天性巨结肠术后大便失禁的原因可能有患儿直肠顺应性较低，内部压力过高等。

先天性巨结肠的临床分型包括以下几种：①短段型：狭窄段位于直肠中、远段。②常见型：狭窄段位于肛门至直肠近端或直肠乙状结肠交界处，甚至达乙状结肠远端，又称普通型。③长段型：狭窄段自肛门延至降结肠，甚至横结肠。④全结肠型：狭窄段波及升结肠及距回盲部 30cm 以内的回肠。⑤全结肠型：狭窄段波及全部结肠及距回盲部 30cm 以上小肠，甚至累积十二指肠。

先天性巨结肠的诊断及治疗复杂，其术前的检查及诊断、手术方法的选择及术后并发症的处理等仍面临着巨大的困难及挑战。

三、先天性回肠或结肠闭锁

先天性回肠或结肠闭锁（Congenital Ileal / Colon Atresia）的病因及发病机制尚未完全明确，可能和胚胎在发育过程中小肠空化不完全、肠管供血出现障碍以及神经系统发育不良相关。有研究表明，早期宫内肠套叠可导致肠闭锁。

先天性回肠或结肠闭锁可继发严重的并发症，早期诊断和及时有效的治疗与预后关系密切。早期诊断即在胎儿期或是患儿出生后尚未出现明显的腹胀、呕吐时，通过彩超或其他影像学检查初步诊断为先天性回肠或结肠闭锁，并尽快完善术前准备，在患儿尚未出现肠坏死穿孔、腹膜炎、严重的内环境紊乱前积极行剖腹探查手术。及时有效的治疗可缩短患儿术后恢复时间，提高患儿存活率。产前彩超检查对先天性回肠或结肠闭锁的诊断有较大价值，尤其是孕晚期的彩超检查，更容易发现胎儿消化道存在的畸形。产前诊断能有效降低先天性回肠或结肠闭锁患儿的死亡率，改善预后。

手术治疗是先天性回肠或结肠闭锁唯一的治疗方法。术后肠梗阻、合并严重的畸形、残留小肠为短肠者是死亡的主要原因。降低术后肠梗阻的发生率，提高术后肠梗阻的治愈率，良好的新生儿监护治疗条件，以及肠外营养的应用是提高先天性回肠或结肠闭锁患儿治愈率的关键。

四、坏死性小肠结肠炎

坏死性小肠结肠炎（necrotizing enterocolitis，NEC）是常见的新生儿外科急症，也是儿童早期死亡的重要原因，多见于生后 2～3 周的新生儿。大约 90% 的 NEC 病例发生于早产儿，发病率与胎龄成反比，尤以接受肠道营养的低体重早产儿多见，小于 1500g 的极低出生体重儿发病率约为 10%，病死率接近 50%。远期并发症包括短肠综合征、肠狭窄、生长发育迟缓等。

近年，随着早产儿、低体重儿存活率的升高，本病的发病率呈上升趋势。腹部 X 片提示气腹是目前公认的 NEC 绝对手术指征。坏死肠管切除＋肠造瘘术是目前应用最为广泛、最安全的外科手术治疗方法，适用于绝大多数 NEC 病例。然而肠造瘘术后患儿面临的机体大量水电解质丢失，营养代谢及发育异常，可能出现的造口回缩、脱垂、狭窄、梗阻及造口周围皮肤损伤等相关并发症均是巨大的医学挑战。

五、胆道闭锁

胆道闭锁（biliary atresia，BA）是发生于婴儿早期的胆管进行性炎症、纤维化的疾病，是婴儿梗阻性黄疸的主要原因之一。不经治疗的 BA 患儿常在 1 岁之内死于终末期肝硬化。BA 是目前儿童肝移植的主要病因之一，各地区报道的发病率差异较大，黄种人发病率高于白种人，中国大陆地区发病率为 2/10000。BA 的主要症状为渐进性加重的梗阻性黄疸，多于出生后 2～3 周出现，伴粪便颜色变浅，严重者排白陶土样便，同时合并有尿黄、泪黄、汗黄等。未经治疗的患儿会逐渐出现肝硬化，表现为生长发育受限、腹胀、肝脾肿大、腹水、凝血功能异常、门静脉高压相关症状（如食管静脉曲张破裂导致的呕血、便血）等。BA 的治疗策略为先行肝门空肠吻合术（Kasai 手术），如手术引流胆汁失败或出现肝移植指征，则行肝移植手术治疗。Kasai 手术步骤之一是肝移植指征肝门空肠 Roux-Y 吻合术，因此术后有可能出现肠道手术相关的并发症，最常见为肠梗阻。Kasai 手术后部分患儿可获得长期自体肝存活，文献报道 5 年自肝生存率约 50%，总体生存率约 90%。

六、小儿急性坏死性肠炎

小儿急性坏死性肠炎 (acute necrotizing enteritis，ANE) 是指以患儿小肠急性广泛性、坏死性炎症、出血性等为特征的消化系统疾病，主要表现为无前驱症状，起病急，且存在腹胀、腹痛、呕吐甚至出现严重中毒症状，直至休克，严重危害患儿的健康。小儿 ANE 全年均可发病，以夏秋季高发。任何年龄均可发病，儿童为主要发病对象，青少年次之。4 ～ 10 岁年龄段儿童发病率较高，男孩多于女孩，农村多于城市。为了确保能够给予患儿合适的治疗措施，必须提高对小儿 ANE 的诊断率。

患儿通常急性起病，一般无前驱症状。发病前多有不洁饮食史，如摄入变质肉类、腐烂水果、生甘薯等，或有暴饮暴食史。可有受冷、劳累、肠道蛔虫感染及营养不良等诱发因素。该病主要表现为腹胀、腹痛、血便、呕吐、发热及全身中毒症状。腹部压痛点不固定，重者并发休克。起病初为稀便，然后出现血丝便、血水便、果酱样便或脓血便，亦可呕吐咖啡样物质。随着病情恶化，患儿腹胀逐渐加重，严重者表现为麻痹性肠梗阻。严重病例常合并弥漫性血管内凝血 (DIC)，可合并肠穿孔、腹膜炎、中毒性肝炎及中枢性呼吸衰竭。腹部体征相对较少，早期可有不固定的压痛点，腹稍胀，但仍柔软，肠鸣音亢进。麻痹性肠梗阻时，腹胀明显，肠鸣音消失。腹膜炎时可有腹肌紧张、压痛、反跳痛。如肝浊音界消失，提示已发生肠穿孔。由于肠壁各层病变程度不同，临床上将小儿 ANE 分为腹泻便血型、肠梗阻型、腹膜炎型和中毒休克型。根据肠管病变程度和范围，专家共识认为局灶型病例应首选坏死肠管切除和肠造瘘术。对于回肠末端造瘘，经 2 ～ 3 个月的适应期，回肠末端可部分结肠化，患儿可耐受长期造瘘，一般 3 ～ 6 个月后行关瘘术。

七、新生儿胎粪性肠梗阻

新生儿胎粪性肠梗阻为新生儿较常见的疾病，表现为大量黏稠、富含蛋白质的胎粪阻塞肠管，但大多数肠管无器质性病变。在欧美，新生儿重症监护室 (NICU) 住院患儿的新生儿肠梗阻中胎粪性肠梗阻占 10% ～ 30%，美国有统计显示其发病率为 1/3000，我国发病率低于此。95% 的胎粪性肠梗阻患儿有纤维囊性病变，极低体重出生儿也可能会出现胎粪性肠梗阻，但大部分不并发纤维囊性病变。其临床表现为患儿烦躁、腹胀、拒乳、呕吐、大便未解或少解，黄疸发生早、加重快，严重者可发生肠坏死、肠穿孔、腹膜炎、败血症、休克甚至死亡。新生儿胎粪性肠梗阻大多可经保守治疗取得良好效果。

（王婧楠）

第二节　小儿造口类型及特点

一、按肠造口部位分类

按肠造口部位分类，小儿造口可分为结肠造口（包括乙状结肠、横结肠）、末端小肠造口、高位小肠造口和胃造口。

（1）结肠造口常见疾病：先天性肛门闭锁（男婴高位闭锁，女婴一穴肛畸形）；长段形巨结肠；结肠闭锁；结肠穿孔、坏死性病变。结肠造口特点：肠液、水分相对少；较少发生脱水；经口喂养，肠道适应性强；较少需要特殊配方奶喂养；早期伤口易受污染、裂开。

（2）末端小肠造口常见疾病：新生儿坏死性小肠结肠炎（常见），巨结肠（全结肠型），胎粪性腹膜炎，末段小肠闭锁，末段小肠或回盲部穿孔、坏死性病变。末端小肠造口特点：造口排泄物较结肠造口稀释；多数经口喂养，肠道适应性良好；低体重、早产儿易在术后 2～3 周发生一过性脱水；伤口感染裂开者不多见。

（3）高位小肠造口常见疾病：新生儿坏死性小肠结肠炎；胎粪性腹膜炎、高位肠穿孔；多发小肠穿孔、坏死性病变。高位小肠造口特点：新生儿造口肠管长度 ≤20cm 或大年龄儿童肠造口肠管长度 ≤60cm 为高位小肠造瘘；肠液丢失多，易脱水、电解质紊乱；术后耐受胃肠喂养差，通常需要肠外营养；伤口少感染，但周围皮肤容易糜烂。

（4）胃造口常见疾病：长期不能经口喂养；长段形食道闭锁；重度唇腭裂；吞咽不协调；神经系统疾病导致不能经口喂养。胃造口特点：胃远端消化道功能正常，耐受喂养；不存在造口后液体丢失等问题；需要注意有无胃食管反流。

二、按造口方式分类

双腔袢式造口、双腔离断式造口、单腔造口，3 种造口方式临床运用较多；Bishop 造口、反式 bishop 造口、Mikulicz 造口、多个造口的造口方式临床运用相对少。

（1）双腔袢式造口。优点：操作相对简单，手术时间短，可以对远端肠管进行灌注或检查。缺点：肠内容物可进入造瘘远端；对远端肠道需要严格控制污染不利。

（2）双腔离断式造口。优点：近端肠内容物不宜进入远端；肠管对远端肠管控制污染有利；可以对远端肠管进行灌注。缺点：相对双腔袢式造口手术时间延长；术后造口袋粘贴困难。

（3）单腔造口。优点：确保造口远端肠管彻底旷置；避免远端造口污染或感染。缺点：如果高位小肠造瘘，可造成远端肠管灌注和检查困难。

三、儿童造口定位

婴儿和儿童的造口定位非常困难。婴幼儿腹部面积受限，定位更为困难。对于有出生缺陷的婴儿，为行腹壁、膀胱手术，大多数造口均为临时性，而且大多数新生儿手术为紧急手术，没有时间进行精准定位。婴幼儿身体形态有如下特点：①腹部圆且短；②腹顶部特别圆；③下腹部靠近腹股沟处有皮肤皱褶。

鉴于以上特征，给患儿定位时应精准，确保造口袋不过多的影响患儿的舒适度和活动。

对于学龄儿童和青少年，通常行择期手术，造口定位会更精准。

小儿肠造口，不同的病因、病情手术方法和术中、术后的处理，决定造口效果不同。其中婴儿和儿童造口定位是一大挑战，难以准确定位。其并发症的类型及发生率亦有差异。造口方式多采用双腔造口，包括双腔袢式造口和双腔离断端式造口，造口多与腹部切口相邻或相近。双腔袢式造口不需处理血管，不影响血供，创伤更小，手术时间更短，外表美观，造口闭合更方便。造口部位有横结肠、乙状结肠、回肠末端和近段小肠造口等。

随着早产儿救治存活率的提升，新生儿造口病例越来越多。NEC、肠闭锁、肠穿孔等疾病造口于病变肠管的近端，小肠造口居多。造口部位越高，并发症越多。NEC、肠穿孔患儿并发症的发生率显著高于先天性无

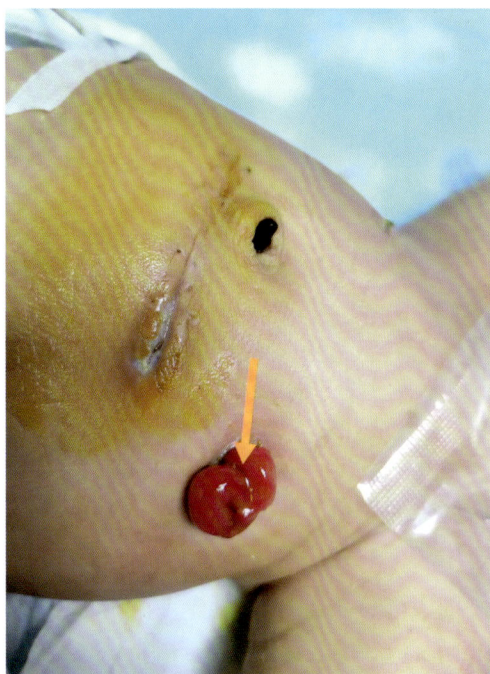

图 9-2-1　小儿造口

肛或先天性巨结肠患儿。新生儿抵抗力差，术后并发症发生率很高，病死率也较高。

小儿肠造口即将肠管放在腹壁，做成暂时性人工肛门，让肠道内容物通过造瘘口排出。大约 23% ～ 36% 的肛门或肠道先天畸形患儿需要做肠造口手术，其他需要做造口的疾病包括感染坏死性肠炎、复杂肠梗阻等。

小儿造口（见图 9-2-1）主要具有以下特点：①暂时性；②原疾病种类多样性；③并发症种类多样且复杂；④造口部位多样性；⑤新生儿病例呈上升趋势，趋小龄化。

儿童，尤其是新生儿肠造口在护理上极具挑战，具体原因如下：①皮肤特点：脆弱、发育未完全；②身体形态：腹部圆鼓，好动（随意性强）；③无法进行准确的造口定位；④自护能力不足；⑤造口相关并发症多见（造口周围皮炎最高发）。

（王婧楠）

第三节　小儿造口护理用品选择

一、儿童造口袋的选择

新生儿腹部小、膨隆，肠管小，造口离脐部和伤口近，尤其是腹胀早产儿，因此选择合适的造口袋非常重要。使用普通造口袋腰部处易浮起，造口袋易覆盖脐部、伤口。使用新型儿童造口袋的优点是腰部贴合紧密，肠管大小不受影响，可避开脐部和伤口。长期以来，市面上缺乏专业的儿童造口产品，患儿只能选择成人造口产品。在身体贴合性、活动顺应性、皮肤保护性等方面，成人造口产品无法满足患儿的护理需求。目前市面上有些儿童用的产品已经上市，切实解决了儿童造口护理面临的问题，富有童趣设计的造口袋（见图 9-3-1～图 9-3-2）可以牢固地贴合儿童腹部、有效预防渗漏，小巧的袋身也更适合儿童体型，舒适感的提升将在很大程度上帮助患儿缓解病痛，让患儿早日绽放笑容。年龄较小的患儿，其本身皮肤比较薄嫩，特别是婴幼儿，其最外层起耐磨作用的角质层为单层细胞，缺乏透明层，真皮与表皮之间基底膜尚未完全发育成熟，抵抗力较弱，皮肤受到不良刺激后，极易出现发红现象，如果不及时处理可造成糜烂甚至大面积的溃烂，不仅延迟了患儿术后康复，而且增加了患儿痛苦。因此，要注重对儿童造口产品的选择和使用。

二、儿童造口附件产品的使用

黏胶祛除剂、造口护肤粉、皮肤保护膜、防漏贴环等造口护理产品都可以保护皮肤，减少粪水对皮肤的伤害，因此要对患儿加强这些产品的应用。

（1）黏胶祛除剂：使用后能够轻柔地揭除各类医用黏胶，安全亲肤。揭除底盘

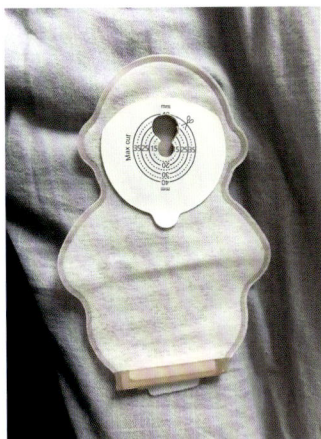

图 9-3-1 小儿造口袋（1）

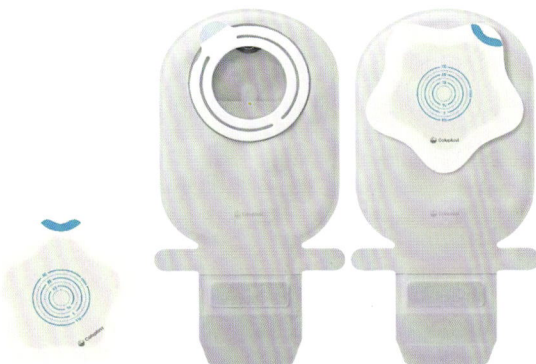

图 9-3-2 小儿造口袋（2）

时可以选择瓶装，多角度喷射，以轻松揭除底盘；揭除底盘后，如黏胶在皮肤上有残留，可使用黏胶祛除擦纸轻轻擦拭，使皮肤干净、清爽，不损伤表皮。

（2）造口护肤粉：由羧甲基纤维钠（CMC）、瓜尔豆胶和黄原胶组成，用于造口周围皮肤护理。造口护肤粉含有亲水粒子，在与水作用后可以产生胶膜，进而避免排泄物对机体皮肤的浸润；同时，可以对巨噬细胞、多形白细胞进行活化，进而发挥出自体清创的作用，对细胞碎屑及细菌毒素产物进行清除；能够发挥较强的吸收能力，有利于更好地吸收分泌物、排泄物，最大程度保持皮肤的干燥，有利于减轻潮湿环境对受损皮肤的刺激，避免肛周皮肤损伤，缓解皮肤红肿以及溃烂，有助于皮肤愈合。

（3）皮肤保护膜：主要成分为异丙醇、丙烯酸丁酯以及聚乙烯甲基，呈液体状，喷洒之后可以迅速在皮肤表面形成一层透明的薄膜，对受损皮肤起到覆盖与隔离作用，使得肛周皮肤避免受到渗出液、粪便、尿液等的刺激。同时，皮肤保护膜还具有透气性，在喷洒待干之后无牵拉感及紧绷感，最大程度减轻了患儿的不适感。此外，该敷料还有利于限制表皮水分的流失，以免皮肤干燥而影响受损皮肤及周围皮肤的修复，且去除时不易导致表皮脱落及引发疼痛等。将皮肤保护膜和造口护肤粉联合应用，可进一步增强对造口周围皮肤的保护作用。

（4）防漏贴环：主要成分是丁烯共聚物、聚丙二醇、乙烯 – 乙酸乙烯酯共聚物。其使用方便快捷，塑形效果较好，容易去除，可以和各种不同形状的造口、造口周围皮肤等形成紧密的贴合，不仅可以吸收皮肤和排泄物中的水分，同时也可以保持完整性，帮助排泄物和造口周围皮肤形成持久性的隔离。可塑防漏贴环的应用可以完全性地将造口周围皮肤凹陷、褶皱填平，同时还可以增加对于造口周围皮肤的压力，促使皮肤间隙完全消失，最大限度地避免排泄物渗入，减少对于造口皮肤的损伤，同时减少排泄物的浸润，降低造口周围皮炎的发生率。防漏贴环的应用，可提高造口袋的应用效率，缩短造口袋的更换时间，亦可进一步减少频繁更换造口袋带来的造口周围皮肤机械性损伤。

（王婧楠）

第四节　小儿造口观察及皮肤护理

一、不同年龄段小儿的皮肤特点

（1）早产儿：皮肤屏障比足产儿发育得更不完全，角质层更薄、真皮层结构蛋白更少等；胎龄<28周的早产儿甚至没有胎脂。

（2）足产儿：皮肤厚度只有成人皮肤厚度的1/10，其皮肤及皮下纤维组织较薄，角质层细胞间彼此联系松弛，基底层细胞发育尚不完全，表皮和真皮的联系不够紧密。

（3）婴幼儿：3岁以内的婴幼儿皮肤组织发育仍未达到成人水平，因此新生儿常见的皮肤损伤亦常见于婴幼儿。

二、儿童造口袋更换过程

小儿肠造口术后并发症的发生率高于成人，其中以造口周围皮肤损伤最常见，表现为造口周围皮肤发红、溃疡、红疹，造口或者造口周围出现疼痛。而造口周围皮肤的完整性是造口袋有效粘贴的关键，因此应积极防治造口周围皮肤损伤。造口护理需要遵循结构化皮肤护理方案，日常配合使用"造口护肤粉、皮肤保护膜、防漏贴环"。

首先，在清洁环节，应使用清水或生理盐水清洁造口周围皮肤，确保皮肤干净及干爽，不使用酒精或其他刺激性消毒剂清洁。

其次，在增强环节，可使用"粉、膜"达到双重增强效果，使皮肤天然保湿屏障功能最大化。

最后，在保护环节，用"防漏贴环"做好防护，避免皮肤再次暴露于排泄物中。

（一）儿童造口袋更换流程

（1）先处理伤口：先清洁伤口，如有缝线，胶带内垫纱布，避免胶带撕除时牵拉缝线。

（2）清洁造口及周围局部：清除造口护肤粉、防漏膏、排泄物；使用黏胶祛除剂彻底去除黏胶，预防造口袋粘贴不平整导致渗漏。

（3）裁剪造口底盘：手术弯剪裁剪造口底盘，开孔比造口大 1～2 mm。

（4）造口袋粘贴与移除：注意造口袋粘贴的顺序是自下而上，移除的顺序则是自上而下。

（二）儿童造口袋更换时机

（1）婴儿喝奶后 30～60 min（此时安静，大便排出少）可借助安抚奶嘴；洗澡抚触结束（全身放松，较安静）。

（2）造口袋渗漏、有异味、过敏时应及时更换。

（3）底盘更换遵循 ARC 流程：佩戴（apply）、揭除（remove）、检查（check）。

（4）主诉不适，或出现烦躁、哭闹、抓挠造口袋时，应及时检查和更换造口袋。

（三）造口袋粘贴等方面的小技巧

（1）患儿月龄小，喜抬腿，大腿根部的造口袋边缘易浮起渗漏，在剪裁造口底盘时可呈放射状或减小底盘外围，粘贴时避开腹股沟。

（2）及时倾倒袋内排泄物，以免翻身时逆流、渗漏或患儿爬行时造口袋过重脱落。

（3）反折尿不湿避免造口肠管受压，同时避免尿不湿压迫引起排泄物渗漏。

（4）家长怀抱患儿时尽可能朝造口侧侧抱（造口朝下），使排泄物及时落入袋中。

三、造口常见并发症

（一）刺激性皮炎（见图9-4-1）

小儿造口比较容易发生造口周围皮炎并发症，主要原因是造口周围皮肤受到粪便、肠液等污染物的刺激，造成皮肤屏障破坏，导致皮肤出现潮红、水肿、湿疹，甚至发生溃烂等情况，严重影响患儿术后生活质量的提高。良好的造口护理能有效降低并发症，恢复小儿肠功能。

观察指标护理过程中应注意观察患儿造口周围皮炎发生情况：Ⅰ期：皮肤仅有表皮变红；Ⅱ期：皮肤真皮和表皮受损，表层有水泡；Ⅲ期：皮肤有感染、坏死、渗出现象；Ⅳ期：皮损穿透皮下脂肪。在皮炎发生后，应查找渗漏原因，并对造口周围皮肤进行细心护理；应用生理盐水棉球对造口及周围皮肤进行清洁，待干；渗出量大者，在皮肤破损部位使用软聚硅酮薄型敷贴，或者可使用内层吸收渗液的敷料＋外层水胶体，并在造口周围其余皮肤上撒上适量造口护肤粉，用细纱布对其进行均匀涂抹；在造口周围皮肤上均匀涂上皮肤保护膜；在造口周围使用防漏贴环，从而有效防止排泄物渗漏。对造口底盘口径进行修剪，使其大小与造口匹配，将造口袋粘贴起来，并标记更换时间。皮肤破损期间，建议每2天更换

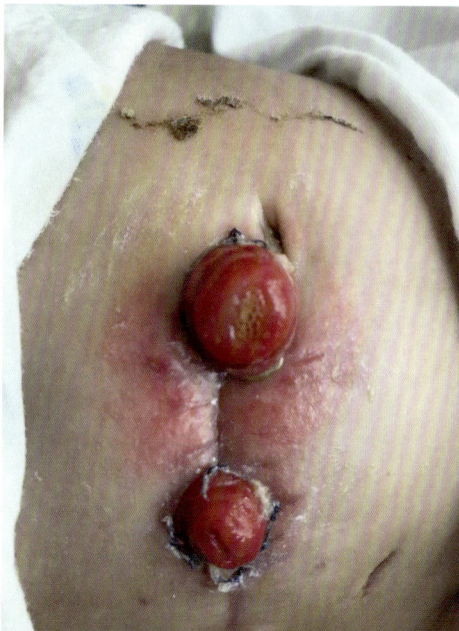

图9-4-1　小儿造口周围皮肤刺激性皮炎

1次造口袋，一旦发现粪水渗漏，或有瘙痒，则第一时间更换造口袋。这里分享两个预防小妙招，一是对造口高流量稀便，可放入棉球，吸走大便中水分，减少底盘渗漏；二是对双腔分离远距离造口，可采用"移洞法"剪孔，即按实际距离裁剪孔，然后将剪好的剩下的水胶体移动到预剪孔按压紧密。

（二）皮肤黏膜分离

表现为肠造口处黏膜与腹壁皮肤的缝合处分离，形成一个开放性的伤口。一般是由于组织愈合不良（患儿全身营养不良）、肠造口张力过大、手术缝合不当、患儿对缝线敏感、缝线脱落等原因所致。需要探查皮肤黏膜分离的深度，清除皮肤黏膜分离处的坏死组织。如果发生皮肤黏膜分离，表浅者先使用造口护肤粉外用，然后使用防漏贴环，最后粘贴一件式肠造口袋。如分离太深及范围大，应及时到医院造口门诊就诊，可用生理盐水清洗后予以藻酸盐敷料或其他敷料填塞，用软聚硅酮敷料保护分离表面后，使用防漏贴环，再贴造口袋。愈合时间视分离部位的深浅及有无感染而定，期间应重视改善患儿的营养状况。

（三）过敏性皮炎

表现为粘贴部位或整个造口袋有模板样印迹，出现红斑及水泡，与皮肤是否对底盘的胶过敏、是否对造口袋的材料过敏、是否对造口辅助用品过敏等有关。处理方法为进行过敏试验（可将不同品牌的造口底盘剪一小块在一块皮肤的不同部位粘贴，观察有无过敏）；更换造口辅助用品；轻者可予艾洛松软膏涂抹过敏部位，但在贴肠造口袋之前需洗净，严重者应至皮肤科会诊；新生儿不能选用含酒精成分的造口辅助用品。

（四）造口回缩伴狭窄

应注意造口周围皮肤的保护。如发生肠狭窄，应及时给予扩肛治疗。根据情况选用凸面底盘，并配合造口腰带使用。可在造口袋内放棉球吸附大便水分。造口狭窄的原因也是肠回缩，轻中度的造口狭窄可通过扩张造口而治愈，也可通过每日经造口藕粉灌肠的方法扩张造口远端，但需咨询医务人员。

（五）造口脱垂

轻微脱垂，可在患儿安静的状态下，将脱垂造口用生理盐水纱布覆盖，可以促进造口回纳。照护者应尽量减少或避免导致患儿腹压升高的因素，如哭闹、上呼吸道感染、腹泻、便秘等，给予腹带加压包扎。若脱垂的肠黏膜出现糜烂渗血，应局部处理；如肠造口颜色发紫发黑，短时间内不能回纳，应立即送往医院治疗。

（六）造口旁疝

由于一部分肠管由筋膜缺口穿出皮下组织而成。原因有小儿腹直肌薄弱、筋膜切口过大、腹压大、营养不良等。早期症状较轻，无需特殊处理。对于重度造口旁疝，可使用腹带。此外，宜选择一件式造口袋，避免两件式造口袋。术后避免患儿哭闹等增加腹压的活动，并观察有无肠梗阻的症状。

（王婧楠）

第五节　小儿造口饮食安排

手术后几个星期之内，患儿不能吃辛辣或者油腻的食物。在一定的时间后，患儿的进食喂养还是要回归正常，需要各类维生素来保证患儿的健康生长。如果患儿是回肠造口，则排泄物较为稀薄，应该对其进行积极指导，使其进食半固体或固体食物，摄入较多的纤维素，并避免进不洁及油腻的食物。同时严格控制患儿体重，防止造口凹陷加深。此外，照护者应督促患儿对良好的饮食习惯进行切实有效的维持。患儿饮食应遵守以下 3 条原则。

（1）充分咀嚼帮助食物更好的消化吸收。

（2）回肠造口患者多饮水有助于食物在肠间运行。根据患儿的年龄大小，摄入定量的水（学龄儿童每天 8～10 杯水）。

（3）每天 4～6 小餐：中午的食物量最大，晚上的食量最小。这一定程度上会减少夜间粪便的排出量，易于护理。

造口患儿往往不需要特殊的食谱，但是他们需要准备一些预防措施，尤其是在增加新的食物时，需要谨慎，并不是所有的食物都能被小儿肠道消化吸收的。

不宜进食可能导致不消化的食物，如有肠衣的食物（如香肠、热狗等）、高纤维的食物（如生水果、蔬菜、干果、坚果、爆米花、豆类等），这些食物在不咀嚼充分的情况下，可能会导致肠道堵塞，排便不畅。

新生造口患儿照护者应遵医嘱，逐渐增加奶量，同时关注造口袋内排泄物的性状和量。有的造口患儿可能需要特殊奶粉喂养，少量多餐，以便更好地消化吸收。有时，照护者会希望尽可能用母乳喂养，但母乳有轻泻作用，可能导致患儿腹泻、脱水，因此，具体喂养方案要遵照医生和护士建议。喂养时，尽量减少患儿哭闹，减少气体吞入。当患儿出现尿少色深、皮肤干燥、哭时泪少、眼眶凹陷等表现时，需要及时告知医务人员，居家护理时需要及时至医院就诊。

容易让粪便变稀的食物有巧克力、油炸食物、多油的食物、非常辣的食物、绿叶蔬菜（莴苣、花椰菜、菠菜等）、梨子汁/葡萄汁、生水果/蔬菜等。帮助粪便固化的食物有苹果酱、香蕉、面包、奶酪、棉花糖、面条、土豆、米饭、酸奶等。容易产生气味的食物有豆类、鸡蛋、鱼类、大蒜、部分辣椒、萝卜等。容易排气的食物有洋葱、苏打水、玉米、芦笋、豆类、西兰花、卷心菜、花菜、大蒜、黄瓜、菠菜、乳制品、碳酸饮料等。改变粪便颜色的食物有甜菜/红菜、含有人工添加剂的食物、一些药物等。高纤维食物有椰子、玉米、葡萄、蘑菇、坚果、爆米花、生包菜、芹菜等。

小肠末端、结肠造口、胃造口营养制剂的最佳选择是母乳。胃肠道功能正常的小肠末端造口、结肠造口选择标准婴儿配方乳。短肠和小肠造口等肠道功能不全时选择水解蛋白婴儿配方乳。腹泻＞3d，乳糖不耐受的造口患儿应选择无乳糖配方乳；短肠综合征等肠道内乳糖酶缺乏者不宜长期使用无乳糖配方乳。

（王婧楠）

第六节　小儿造口家长心理问题

　　多数患儿以急诊就诊，家长对手术效果、术后护理、患儿生活质量过于担忧，对肠造口认识尤其不足，进而出现高度紧张、焦虑、恐惧、担心等心理。术前应对患儿家长详细讲解疾病知识、手术预期效果及围手术期注意事项，使其重点了解肠造口的必要性、可行性及注意事项，并告知 2～6 个月后在相关专科检查后由主诊医生确定是否能还纳造口；可以鼓励其和其他肠造口手术的患儿家长相互认识，沟通交流，进行有效的心理疏导，建立一种积极的心态，使其主动参与到患儿的护理过程中。术前家长也应与主管医师积极沟通，了解患儿原发疾病、病变部位、拟行手术方式。

　　小儿肠造口手术的原发疾病往往十分危重，术后早期康复过程难度大、变化快，且整个治疗费用高，患儿家长需要得到更多支持和帮助。患儿家长应多和医务人员学习造口照护的相关内容，包括：造口周围皮肤清洁与观察、对造口的认识、如何更换造口袋、粪便性状的评估、饮食准备、日常生活注意事项及造口护理用品何处购买等。在短短的围手术期间，家长习惯依赖护理人员来进行患儿的造口护理，无法有效学习造口护理知识。护理人员在出院前给予仅有的一两次造口护理知识教育，远远不能满足造口患儿的照护需求，因此家长应在护理人员监督下亲自动手操作，确保出院前熟练掌握各种技巧。出院随访期间，护理人员也应对造口患儿家长提供指导与帮助，如提供咨询热线，随时帮助评估与解决问题。

　　患儿家长从新增家庭成员的喜悦转变至需要接受患儿生病手术的现实，难免有紧张心理，肠造口的护理不是一项简单的任务，照护者需要学会更换造口袋，处理排泄物，做好造口周围皮肤护理，观察肠管的血运，管理患儿的饮食、衣着和活动，尽管照护者对患儿的照护全身心投入，造口相关产品质量不断提高，医务人员也尽可能提供各种形式的延续性护理，但造口相关并发症的发生率依然居高不下。患儿照护者往往选择避免患儿与外界的交流，以减少外界对患儿病情的谈论，因此影响患儿及家属的身心健康，减少了有益信息的摄取机会。在家庭社会功能方面，由于照护任务重，照护者往往被迫离开原有的岗位，与既往生活圈脱离，失去相应的社会功能，造成其社会属性的失落，同时也失去更多的社会支持。因此，使照护者对自身角色的胜任力失去信心，从而减弱其自我效能。

医护工作者希望通过提高社会支持层面着手，开展肠造口患儿照护者健康教育讲座或成立照护者协会，以提升照护者照顾技能来提高其照护患儿的信心，增加各种沟通渠道、在社区建立日间照护室来缓解照护者的压力，以帮助肠造口患儿照护者提升自身的照护能力，提高肠造口患儿的生活质量甚至改善疾病预后。

（王婧楠）

第十章

造口人士的
出院回访

第一节 造口人士居家自我护理

肠造口术虽然挽救了诸多患者的生命，但是改变了患者正常的身体形象和排便途径，导致其心理、生理和社会功能发生明显的变化。目前，受我国经济条件及医院床位有限等因素的限制，大多数造口患者在术后主要在家庭中进行造口护理。但是，绝大多数患者及家属缺乏医学、护理方面的知识和技能，再加上造口管理缺乏统一的规范和标准，使患者易出现肠造口术后并发症。如何改善肠造口患者的居家护理质量，降低并发症的发生率，提升患者及家属的护理满意度是亟待解决的问题。

近年来，大肠癌及膀胱癌的发病率呈现持续上升的趋势。针对这些疾病，造口手术是重要的治疗方式之一，这使得造口患者的数量也呈现上升的趋势。肠造口手术是外科最常施行的手术之一，是挽救生命、延续生命和改善生活质量的重要手段。接受造口手术的患者经过一段时间恢复后，可以像正常人一样生活，但在术后恢复期间，必须做好日常护理工作，否则极易导致患者出现术后并发症造成痛苦，同时也会给患者后续治疗及恢复造成影响，严重影响患者生活质量的提升。因此，指导造口患者做好居家护理非常必要。

一、扩肛护理

结肠造口术后7～10天，伤口愈合良好可以进行扩肛。即戴干净的乳胶手套并在手套上涂上液状石蜡，用小指轻轻插入造口2～3cm，然后停留3～5min。如果插入时出现插入困难，不能强行插入。术后3个月内每天要扩肛1～2次，术后6个月每周扩肛1次。

二、造口清洁

在患者居家护理过程中，需要及时针对造口进行清洁。清洁时可以使用纱布、卫生纸以及棉球蘸取温水由内向外进行擦拭，再彻底擦干即可。不要用碱性肥皂或任何消毒剂，它们会使皮肤干燥，容易损伤，而且会影响粘胶的粘贴力，不利于患者恢复。

在造口居家护理中，造口清洁是第一位的工作，只有造口清洁到位，才能够为后期进行相应康复护理奠定基础。造口清洁护理中，应严格根据实际状况和患者的感受调整清洁工作，严格避免不规范的护理造成患者出现感染和发炎等不良现象。

三、造口袋更换

对于回肠造口者，造口袋一般3～5天更换一次；而对于结肠造口者，一般5～7天更换一次。如发生底盘渗漏（底盘发白）或造口处皮肤异常，则应及时更换造口袋。造口袋更换最好在空腹时进行。在更换造口袋前，应准备温水、柔软的毛巾、棉签、造口袋、造口测量尺、封口条、剪刀、造口护肤粉、造口皮肤保护膜及防漏膏。

更换造口袋的步骤如下。

（1）患者取平卧位，暴露造口处，同时注意保暖。更换两件式造口袋时，需先打开锁扣，去除造口袋，然后用纸巾擦去底盘上残留的粪便；更换一件式造口袋时，可直接揭除造口袋，揭除时一手按压皮肤，另一手由上到下小心缓慢地揭除造口底盘，同时观察造口底盘情况。

（2）先用温水清洁造口及周围皮肤，然后用质地柔软的纸巾擦干。清洁时，先擦洗造口周围皮肤，然后擦洗造口。注意观察造口及周围皮肤情况。

（3）在造口周围皮肤上喷洒造口护肤粉，并用干棉签涂抹均匀，几分钟后，将多余的造口护肤粉用棉签去除。

（4）用造口测量尺测量造口的形状、大小。

（5）根据造口形状修剪造口底盘，底盘直径需比造口宽1～2mm。修剪后，用手捋顺底盘小孔边缘。

（6）将造口皮肤保护膜均匀地涂抹在造口周围皮肤上，待干后形成一层无色透明保护膜。

（7）封闭造口袋开口。

（8）将防漏膏涂在造口周围皮肤上，用湿棉签将其抹平并贴紧造口。

（9）除去造口底盘上粘贴的保护纸，将底盘沿造口紧密地贴在皮肤上，用手指或棉签在底盘上用力画圈，使底盘牢固地粘贴在皮肤上。

（10）若更换两件式造口袋，则可使造口袋锁环处于打开状态，先从底部开始，手指沿着造口袋外部由下向上将袋子和底盘按紧。然后将袋子调整至最佳位置，两指捏紧锁扣，在听见轻轻的"咔嗒"声时，就说明底盘已经与袋子锁住了。建议患者用手在底盘上轻轻地压10min，以使底盘与皮肤充分贴合。

四、造口周围皮肤红肿护理

（1）粪便长时间浸渍、刺激皮肤会引起造口周围皮肤刺激性皮炎，又称粪水性皮炎。在粘贴造口袋时，底盘裁剪一定要大小合适。如裁剪过大，造口与底盘之间会存留粪便，对皮肤造成刺激；如裁剪过小，底盘会摩擦肠黏膜甚至引起出血。一般而言，最佳的造口袋底盘裁剪直径应比造口大 1 ～ 2mm。

（2）在更换造口袋的时候，应该慢慢地剥离，若强行剥离则会造成造口周围皮肤不良损害。造口袋不可过度频繁更换，一般两件式造口底盘使用时间为 5 ～ 7 天，一件式使用时间为 1 ～ 3 天。

（3）造口周围如果存在过密的体毛，则要及时清理，避免造口周围出汗损害造口周围皮肤，导致造口出现毛囊炎、湿疹。

（4）皮肤对粘胶成分过敏造成的过敏性皮炎，可选用抗过敏药膏涂抹，同时更换造口袋种类或使用皮肤保护膜，但要注意在粘贴新的造口袋之前要将抗过敏药膏擦干净，否则会影响造口袋的粘贴。

患者在居家护理初期阶段未能做好相应的防护处理，极易造成造口周围皮肤红肿等不良反应，后期一旦出现恶化，将会对患者的恢复产生不良影响。

五、造口表面出血的护理

造口黏膜有丰富的毛细血管，在更换造口袋或清洁造口时，有时会使血管受损，造成少量渗血。此时只需要用清洁的纸巾或棉球稍加压迫止血即可。但若出血颜色不正常，或者出血不是来自表面的毛细血管而是来自造口内部，则应及时就医。造口表面出血现象出现可大可小，在实际居家护理中，专业的造口护理人员应能够结合实际状况分析，及时给予相应的处置，避免给患者造成更严重的不利影响。

六、造口周围皮肤鼓起护理

造口在手术后一段时间由于周围皮肤较薄弱而出现膨胀的现象被称为"造口疝"。症状较轻者可以选择两件式造口袋和腹带结合使用，缓解压力；症状较重者可以选择一件式造口袋，粘贴牢固。

由于腹压增加、肠管固定等多种原因，造成患者腹部肌肉软弱，导致肠管由造口内向外翻出，造口突出增长，称作"造口脱垂"。轻度脱垂可不必处理或用手推回腹内即可，重度脱垂可造成水肿、出血、溃疡甚至肠扭转等不良后果，如脱垂严重则须咨询造口门诊或手术医生。

此外，生活中造口患者应避免提重物等会给造口产生较大压力的行为。如果造口周围皮肤鼓起较为异常，超出了居家护理可处理的范围，应立即就医，及时做好相关救治工作，避免造口出现炎症等不良现象。

七、合理选择造口袋

在造口护理过程中会碰到底盘粘贴不牢的现象，给造口患者造成护理困扰。其实造成底盘粘贴不牢的原因有很多，特列举如下。

（一）造口产品选择不当

不同的造口类型、腹部形态、造口高度以及造口位置所选择的造口用品都不同。因此，患者在选择造口产品时，应评估自身造口情况来选择合适自己的造口用品，切勿盲目跟风。

1.观察造口的高度

分别采取平躺、坐位、站立位3种体位情况，观察造口乳头与肚皮的高度。若造口乳头低于肚皮表面或者与肚皮表面平齐，则建议佩戴微凸或者凸面底盘，同时必须佩戴腰带，确保底盘与皮肤紧密贴合。

2.观察造口周围皮肤情况

一般采用坐位和站立位来观察造口周围皮肤是否出现凹陷和皱褶。若造口周围皮肤有皱褶，则在粘贴造口底盘前先用手将皱褶部位的皮肤轻轻撑拉平整再粘贴底盘，必要时在皱褶部位使用防漏膏或者防漏贴环进行填平。

（二）护理技能或方法不当

1.底盘中心孔裁剪

许多造口患者在裁剪造口底盘的时候，底盘中心孔比实际造口尺寸大太多，导致造口周围皮肤裸露在排泄物中，刺激皮肤。同时，排泄物顺着皮肤渗漏到皮肤与胶片粘贴界面，导致底盘脱落。因此，剪裁造口底盘时，底盘中心孔应比实际造口尺寸大 $1 \sim 2mm$，太大会发生造口渗漏，太小会紧逼造口黏膜，导致造口缺血坏死。

2.皮肤是否清洁、干燥

粘贴底盘前须将造口周围的皮肤清洁干净，保持造口周围皮肤干燥。建议体毛过于浓密的造口患者定期进行修剪，否则不仅会影响底盘的粘贴，而且在揭除底盘时会出现因拉扯体毛造成的毛囊炎。建议使用造口护肤粉、皮肤保护膜及防漏贴环等附件产品。

3.底盘粘贴技巧

尽量在皮肤平整的状态下粘贴底盘。如有表浅的皱褶可以取平躺位，轻轻撑平皮肤进行粘贴；如果有比较深的凹陷或者瘢痕，可调整中心孔的位置，避开皮肤不平的地方，也可借助防漏膏或造口防漏贴环，将其凹陷部位填充平后再进行下一步操作。

（三）造口位置特殊

（1）虽行造口术前均会进行术前定位以确定造口在腹壁的最佳位置，但受疾病或手术方式等种种原因影响，造口位置未尝理想。

（2）当造口在手术切口瘢痕处或肚脐时，则粘贴底盘时底盘和皮肤之间会出现缝隙，导致底盘不能和皮肤充分贴合。建议在瘢痕不平整的地方先使用防漏膏、防漏贴环填充，然后调整造口底盘裁剪的中心位置，偏移裁剪底盘中心孔，避开不平、疤痕位置，使用腹带或者腰带加固器进行加固。造口位置位于腹部弯腰线，或者因体重突增引起腹部膨隆的造口患者，粘贴底盘时应平躺，配合使用防漏贴环，并充分按压整个底盘，使得底盘紧密贴合皮肤，同时可搭配造口腰带加固。

（四）造口及周围并发症

造口回缩、造口脱垂、造口旁疝、造口周围皮肤破损等并发症的存在，均会对造口底盘的黏性产生一定影响。建议术后定期复查，根据造口及周围情况，寻求专业造口师协助来选择合适的造口底盘或造口袋。

常见的造口袋主要包括两种类型，即一件式造口袋和两件式造口袋。而在实际使用过程中，两件式造口袋又包括开口式和封口式造口袋、透明和不透明造口袋、带活性炭片造口袋和不带碳片造口袋。不同的患者应用的造口袋类型也不同，如果患者结肠的造口周围比较平整，那么任何一种造口袋都可以选择使用；横结肠的造口则应选择直径较大的造口袋。

此外，患者可以结合自身的经济状况和生活环境等多方面因素综合考虑，选择多种造口袋，供日常使用。造口袋应保存在室内，避免阳光直射对造口袋质量产生不良影响。

八、造口患者的饮食

肠造口患者不能像正常人一样完全控制排便过程，因此饮食问题也是造口患者最关心的问题。限制食物的摄入可以减少排泄量，以减少造口排泄带来的不便，但这样往往会导致更多的问题产生，如癌症患者手术后过分地限制饮食会令身体的恢复减慢，使机体处于不良的状态，影响伤口愈合。

事实上，肠造口手术并不会对食物的消化吸收产生过多的影响，因此患者饮食不需要进行特别调整，营养均衡即可同时应注意饮食卫生，调节饮食习惯，少量多餐，菜肴应以清蒸、炖煮为主，以低渣、温和、易消化为原则。晚上少喝水，禁生冷、油腻煎炸及辛辣刺激性食物，戒烟酒。

肠造口手术之后，造口处常常会出现排气和排便的现象，这个时候医生应帮助患者和其家属对肠道的功能是否恢复进行检查。一旦确定肠道功能恢复之后，则可以选择流质—半流质—普食进行引导饮食。在全面进入恢复期之后，避免暴饮暴食，尽量减少进食容易产气的食物。常见的容易产气的食物有豆类、卷心菜、韭菜、豌豆、洋葱、碳酸饮料、啤酒，嚼口香糖、吸烟等也会增加肠道内的气体。还应尽量少吃辛辣的食品及调味品，如洋葱、大蒜、芦笋、香辛料等；同时也要避免吃容易导致腹泻的食品。此外，应多吃粗纤维的食物以及维生素含量高的食物，多喝水。造口患者日常应严格注意饮食，养成自律的习惯，患者家属平时也应做好辅助工作。

九、造口患者的休息与活动

造口患者应注意休息，养成规律的作息习惯；出院后 1～3 个月可以做些力所能及的劳动，强度以不感到疲劳为度；多进行轻量级的户外运动，如散步、打太极拳等；多听一些轻松愉快的音乐，学习一些有关疾病的知识，多与家人、朋友交流，增强自我保健意识，保持愉快的心情。

造口手术后，只要精力允许，患者仍然可以参加工作，但应避免提举重物，以免引起造口疝的发生。待身体完全康复后，可以适当参加不剧烈的体育活动，如桌球、保龄球、自行车、慢跑及旅行等，避免剧烈活动。在活动时注意避免造口受到损伤。

十、造口患者日常生活注意事项

（1）造口周围应护理到位。在日常生活中，造口周围的皮肤需要及时清洁，合理选择皮肤护理用品，做好日常护理工作，避免出现溃烂等现象。

（2）做好造口袋的日常检查。若造口袋出现粘贴不牢固的现象，应及时粘贴到位。上下班或者进出公共场所，都必须保证造口袋的清洁，避免出现排泄物外溢的现象。平时应随身携带备用造口袋，特别是粪便稀薄时。

（3）优先选择宽松的衣服，避免对造口袋产生挤压和压迫。在洗澡的时候，盖住造口，避免水进入造口内，并在洗澡后及时更换造口袋。

（4）术后应定期复查。出院后短期内仍会存在排便次数增多和直肠刺激症状，患者如出现腹痛、腹胀、恶心、呕吐等症状应及时就诊，遵医嘱按时服药，并做好造口周围皮肤护理。

（陈艳）

第二节　造口出院人士随访

直肠癌是消化系统常见的恶性肿瘤之一，而低位性直肠癌多难以保肛，需行 Miles 术，在左下腹壁做永久性造口。造口患者最大的痛苦是排泄完全失控，粪水从造口处随意流出，腹泻时尤甚，给患者日常生活和社会生活带来诸多不便。因此，提高造口患者自控能力及生活质量，做好患者及家属的出院指导、生活随访相当重要。

一、电话随访

电话随访是人性化护理的一种体现。电话随访缩短了医患之间的距离，使健康教育工作不仅局限于患者住院期间，还延伸到患者出院后的治疗和康复过程中。电话随访虽然只是简单的询问和问候，但也能使患者在出院后感受到医院一切以患者为中心的人文关怀和充满人情味的"售后"服务。每一次电话随访，患者都表现出无比的感激，这也使得护士体验到自身的价值和职业的伟大，增强爱岗敬业的信心。

为保证患者出院后院外治疗护理的连续性，工作人员应在其出院一周内致电进行院后随访服务，了解其出院后的病情、服药、饮食、作息等情况。电话随访方法：由责任护士建立随访登记本，记录患者的姓名、年龄、职业、受教育程度、地址、联系方式、生理和心理状况、病情记录、诊断内容，并承担随访工作。

电话随访内容及时间："您好！知道您已安全到家，我们就放心了。请别忘了定时排便的适应训练及造口护理，定期到门诊复查，有什么问题或需要请与我们联系，我们会继续关注您的健康。"出院当天，护士问候电话就应传递到患者家中，之后，每个月应电话随访一次，责任护士应主动询问患者病情，了解患者生活是否规律、是否坚持扩肛、造瘘口的护理情况、是否定期复查、健康状况及自我保健状况如何等，并给予针对性指导。同时解答患者的询问，预约患者来院复诊时间，并详细记录每次随访情况。

接受过电话随访的患者在造口护理、扩肛方法、保持生活规律、正确进行自我保健和护理知识等方面都有不同程度的提高，对自身疾病也有基本的认识。可见，电话随访使护患关系更加密切，更重要的是能有效地督促患者坚持治疗、护理，使患者护理的外源性动力转换为内源性动力，从而提高患者的自我保护能力。

二、微信随访

微信因其可通过网络即时地传递文字讯息、档案、语音与视频，不受时间、空间的约束，越来越多地被应用于院外随访中。微信随访通过在线交流、发布视频或音频等形式对造口患者的造口护理、饮食、自我保健、病友交流等方面进行干预，特别重视自我管理在疾病发展、控制中的重要地位，既传授给患者其所缺乏的护理知识和自我护理技术，渐进地完善患者的造口护理能力，又根据患者的心理是否适应造口带来的打击给予相应的心理干预，引导患者接受造口，针对造口袋更换，由严重依赖到部分自理再到完全自理，获得良好的自理能力。

微信随访方法：帮助没有微信号的患者申请微信号，对微信的使用功能进行统一的培训，确保每一位患者或其照护者熟练掌握微信的使用方法，包括文字信息、语音信息、图片信息、视频信息的接收。为了保证微信群应用的合理性、内容的清洁性、避免负面事件的发生，应制定详细的使用规则。出院前让患者关注相应的微信公众号，出院后每周 1 次微信对其发送护理的相关知识，并在出院后 2 周、1 个月、2 个月、3 个月配合电话随访进行微信知识宣教。

微信平台传送的相关内容如下。

（1）造口袋的使用指导：告知患者熟练掌握造口袋的使用不仅能避免感染和异味，而且能增加患者生活的自信，减少其术后参与社会活动的顾虑。发送造口袋的使用、更换、观察方法的信息及视频，让患者知晓如何观察造口处有无水肿、缺血坏死及相关处理措施。示范如何粘贴造口袋及造口袋的使用方法（如如何使用、清洗、拆除造口袋），防漏膏和造口护肤粉的使用方法等，并发送相关使用注意事项。

（2）足底按摩指导：发送足底按摩的相关信息及视频，讲解足底按摩的反射区域分布，包括基本反射区（肾区、肾上腺区、膀胱区、输尿管区）、症状反射区（升、降、横、乙状结肠）和关联反射区（胃区和小肠区）。告知患者可按照信息及视频内的方法进行按摩，先刺激左侧基本反射区，再刺激右侧基本反射区，每次约 3min。之后按照同样的方法刺激症状反射区和关联反射区，每次约 3min。

（3）饮食指导：告知患者饮食要平衡，烹调食物时多采用炖、煮、蒸的方式。鼓励患者多食用天然的食物和有利于通便的水果和蔬菜（如黄瓜、西红柿、香蕉、橙子等）。指导患者进食抗癌食物（如黑木耳、蘑菇和芥菜等）和可提高免疫力的食物（如红枣、白木耳、人参等），少吃油炸、油煎的食物，禁烟酒，不吃腌制、烟熏、含色素和香精的食物，少吃易产气的食物（如花椰菜、洋葱、豆类、地瓜等），少吃或不吃刺激性和辛辣的食物等。同时，可根据患者的经济情况及个人意愿指导患者进食富有营养的滋补流质类药膳，并将药膳的成分、剂量、做法制作成食谱，通过微信发送给患者。

（4）促进患者之间相互交流：在微信平台中让治疗时间长、自我护理能力较高的患者传授经验，帮助其他患者建立战胜疾病的信心，启发患者正面、积极地评价自己，唤起其对生活的勇气，提高希望水平和自尊水平。加强患者之间的相互交流，相互开导，分享抗病心得体会，可减轻患者的心理压力。

（5）运动指导：根据患者个人术后的恢复情况，指导患者进行不同的体育锻炼，增强体质。体育锻炼的选择应以运动量小、节奏可控的项目为主，提倡柔和舒缓的小运动和轻松的游戏活动，内容需循序渐进，可从散步、太极拳等运动逐渐过渡到慢跑。

三、云医院

随着互联网技术的不断进展，"互联网＋医疗"的云医院接入到更多的医疗服务中，发挥着医疗服务外延作用。

云医院本质上是虚拟医院，其通过与线下实体医院的业务联动，实现线上、线下一体化诊疗服务，从而实现拓展新型健康服务和健康信息服务的目的。近几年，随着国家医疗"互联网＋"战略的提出，医疗行业的互联网行为不断推陈出新，方便患者就医，使患者足不出户即可实现预约加号、住院申请、检查预约、慢病处方开单快递等服务。

2014年9月，宁波云医院上线试运营，它是由宁波市卫生和计划生育委员会与东软熙康健康科技有限公司联合建设的中国首家云医院。截至2021年9月，宁波云医院签约的专科医生、家庭医生超过千人，线上开设的诊室达到25个，可以覆盖儿童、孕产妇、老年患者以及慢性病常见病患者等人群。云医院主要提供以下两种服务：一是特定病种（慢性病或病情稳定的常见病）的签约患者使用App进行网上问诊，医生在线开处方、药物调整、健康指导或线下诊疗预约等处置；二是疑难病患者在社区问诊，社区医生申请与大医院远程医疗服务中心开展协同门诊，通过云平台与专科医生沟通，在其指导下对患者进行诊疗。此外，宁波云医院与本地连锁药店等第三方机构实现互联，向居民提供在线结算和送药上门服务。

云医院的优点如下。

（1）降低医疗成本，提高医疗效率。通过在线咨询、远程问诊和网上交易等方式能够有效地降低医疗成本，减轻患者的经济负担。此外，云医院还能帮助患者克服时间和空间上的障碍，及时获得医疗支持和信息支持，同时规避了异地就医带来的病情追踪困难和复诊困难等问题。医生可以通过网络提前浏览平台签约患者的健康档案，了解患者的健康状况和既往诊疗信息，有针对性地对患者开展治疗，减少不必要的医疗开支。

（2）优化就医流程，改善就医体验。云医院提供的在线医院信息查询、专家预约挂号、检查检验结果查询等服务，使患者节省了大量排队挂号、候诊的时间，增强患者就医的便利性。疑难杂症患者不出社区也能与大医院的专科医生进行远程会诊，接受高水平的医疗服务。云医院平台与连锁药店实现互联，医生开具电子处方后，患者可就近取药或者享受药品配送服务。

（3）推动分级诊疗，放大优质资源。云医院平台整合数据支持系统，通过收集和分析大量患者的数据，将患者按照自身疾病的轻、重、缓、急，以及治疗的难易程度进行分级。云医院汇集全国各地的医院，拥有大量优秀的医师资源。常见病、慢性病患者通过云医院平台即可享受家庭医生的持续服务。当病情复杂超出家庭医生的医疗服务能力时，患者可以根据疾病分级选择不同级别的医疗机构，借助云诊室进行远程会诊或选择线下就诊。这将有力推动优质医疗资源的下沉，合理分流人群和医疗资源，最终形成"健康进家庭、小病在基层、大病到医院、康复回基层"的新格局。

（4）促进慢病管理，加强医患沟通。云医院的注册用户通过随访包和可穿戴设备等方式，监测自己的健康数据并上传导入个人健康档案。医生会基于慢病患者的个人健康状况为其推送分析报告，定制健康管理方案等。云医院平台强大的患者数据分析功能为医生节约了很多时间，医生能够更充分系统地了解患者需求，提供最优化的医疗服务，从而赢得患者的信任和认同。

宁波市第二医院现全面开通现实体医院的云医院服务功能，为患者增加了一个快速就医的新途径。患者及家属扫描相应二维码，选择进行下单，即会有专业人士进行上门服务，提供造口周围皮肤的清洁、消毒及更换敷料等操作，并对患者及家属进行相关疾病宣教及指导。

适用人群：术后有造口护理需求的患者。

禁忌证：①造口出现回缩、缺血、脱垂、造口处穿孔等情况者。②造口处渗血不止者。③造口周围感染者。④受限于客观条件者（如具有攻击性、易产生过激反应、具有传染性病患者）。

下单前注意事项：①遵医嘱或申请造口服务，需提供上次护理时间、造口部位照片（去除造口袋显示造口原样的照片），方便护士评估造口情况，判断患者是否能进行护理。②如若造口处发生缺血、回缩、脱垂等情况，应及时到医院就医。③为保障服务质量，应提前预约申请服务。④如在服务过程中使用了耗材，需在服务完成后，支付耗材费用。⑤护士应根据患者的病情描述及相关资料初步评估，对不适合提供上门护理的患者，护士有权不予接单，不予提供上门服务。⑥护士在上门护理过程中如发现患者实际病情与前期描述不符的或患者病情不适宜做上门护理的，有权不予提供护理服务，并建议患者前往医疗机构处理。

四、患者出院后护理内容

（1）心理护理。排便方式的改变可能会给患者心理带来一定的影响，如出现自卑心理，抗拒与人交流或在公共场所出现等。为避免长期的自卑心理造成患者抑郁或自闭，护理人员需要联合家属对患者及时进行心理疏导。

（2）饮食护理。护理人员需要为患者制定一套健康的饮食方案，叮嘱患者多食鱼类、蛋类或高热量、高蛋白的食物，避免食用生冷或粗纤维食物，这一方面是为了保证患者的营养需求，另一方面是考虑到造口的特殊性，避免粪便稀黏，难于清洗。

（3）造口护理。叮嘱患者时刻保持造口的干燥清洁，防止出现造口感染、出血、糜烂；同时，若患者初期出现黏膜水肿和造口炎症等情况，可分别采用甘油湿敷和抗菌药物治疗。

（4）并发症预防及处理。提醒患者及其家属定期检查造口，判断是否出现坏死、出血等情况，为防止造口狭窄导致手术失败，需让家属用液状石蜡每2周进行至少一次扩肛；若出现上述并发症，应及时采取针对性处理措施。

注重对患者家属的健康教育，有利于促进患者遵从医嘱。患者术后的生活质量一方面取决于患者本身的健康状况，另一方面取决于患者家属的照顾和心理安慰，温馨的家庭环境可使患者心情舒畅，促进患者身心健康。

（陈艳）

第十一章

常见造口并发症
实例分享

案例一　回肠造口刺激性皮炎患者的护理

　　造口刺激性皮炎是由于造口排泄物持续渗漏刺激造口周围皮肤引起的表皮脱落所致的病症，可表现为皮肤发红、糜烂、出血、刺痛和瘙痒等症状，严重影响患者的生活质量。据报道，刺激性皮炎占造口周围皮肤并发症的22%，是最常见的造口并发症之一。回肠造口的水样便对皮肤的刺激最为严重。因为回肠造口排出的稀薄粪便中所含的胆汁、胰液、碱性肠液和消化酶会对腹壁造口周围皮肤产生强烈的化学刺激，1h内即可引起皮肤红斑，数小时后引发皮肤表面溃疡，如若同时出现回肠造口周围凹陷或造口回缩，更容易引起造口排泄物渗漏，加速刺激性皮炎的发生。

患者资料

　　患者，65岁，因直肠癌收住入院。入院后完善术前各项检查，做好术前准备。于第2天在气管插管全身麻醉下进行腹会阴联合直肠癌根治术联合回肠造口术。手术过程顺利，术后行抗感染、营养支持治疗，由造口治疗师进行造口护理，术后第7天出院。出院后第3天患者出现造口袋粪便渗漏现象，需要每天更换造口袋，造口周围皮肤严重糜烂，伴刺痛（见图11-1-1）。于第5天到造口门诊就诊。

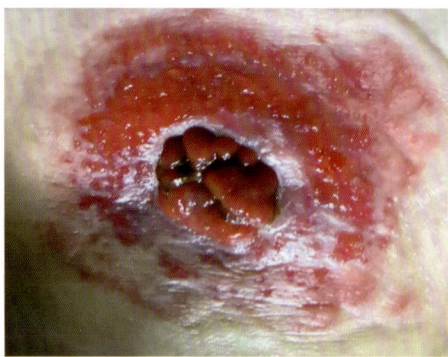

图11-1-1　就诊前造口周围皮肤情况

局部评估

患者右下腹可见一椭圆形回肠造口（见图11-1-2），大小2.5cm×3cm，肠黏膜红色，粪便为水样便。造口周围皮肤糜烂伴疼痛，大量渗液。

处理过程

（一）评估造口及周围皮肤

采用BodyCheck工具进行造口评估：患者造口平坦，造口周围的腹部柔软，深皱褶；造口位于弯腰线以下；排泄物为稀便；喜欢用两件式造口袋。患者坐位状态下，造口凹陷明显。根据上述情况，患者适合选择两件式微凸底盘。

（二）造口周围皮炎的护理

（1）将生理盐水倒入干棉球中，用生理盐水棉球彻底清洁造口及周围皮肤，因患者皮炎处疼痛，故应注意动作轻柔，采用轻拍或冲洗的方法进行清洁，避免来回擦洗的方法，或用粗糙的纸巾或毛巾擦洗，以免加重皮肤损伤。可选择在空腹或进食2h后进行造口袋的更换。清洗过程中可以用纱布或纸巾盖住造口，避免更换过程中排泄物涌出。清洗后用干纱布擦干造口周围皮肤。

（2）选择软聚硅酮薄型敷料，其能促进肉芽生长及上皮快速爬行，促使皮肤愈合。患者造口周围皮肤破损面积大，因此整张敷贴用于破损皮肤，在敷贴上面使用防漏贴环进行密封保护（见图11-1-3）。

（3）造口底盘裁剪比肠造口宽1～2mm即可。裁剪后用手指将造口底盘内圈裁剪后的棱角磨平，以免底盘内圈直接触碰造口，导致黏膜损伤出血。粘贴造口底盘时将先皮肤皱褶拉平，绷紧后再将底盘沿着造口紧密地贴在皮肤上，用手指或棉签从内向外轻压底盘，使其与皮肤贴紧。扣上造口袋，外用造口专用腰带进行固定，并让患者用手掌按住造口底盘5～10min，使其粘贴更加牢固。注意腰带稍偏紧，以不影响

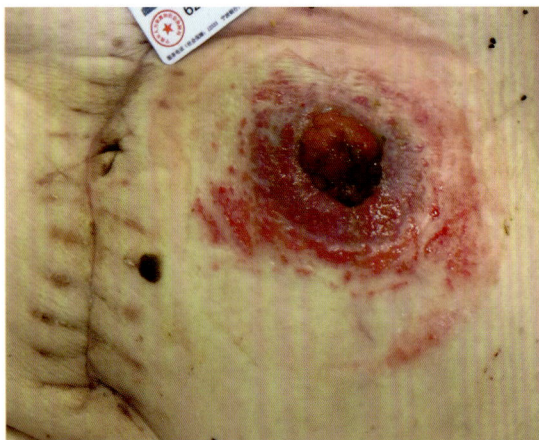

图 11-1-2　门诊就诊时的造口皮肤情况

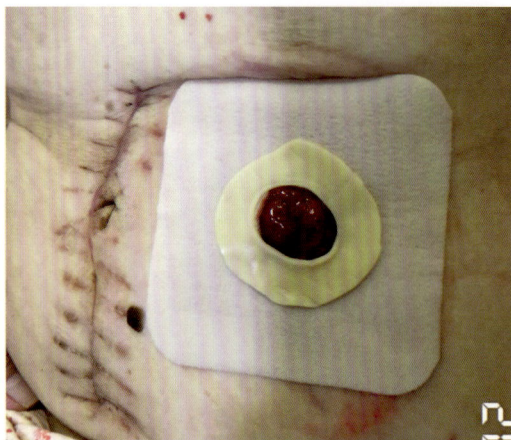

图 11-1-3　敷料保护后的造口状态

腹式呼吸为宜。为防止腰带引起器械相关性压力性损伤，应在腰带硬扣与皮肤之间放置棉布。造口袋内粪水达造口袋容积的 1/3 时应及时排放，防止粪便倒流渗漏使造口底盘脱落。此患者造口周围刺激性皮炎严重，造口袋须每天更换，直到皮肤愈合为止。

（4）3 天后，患者门诊就诊。造口周围皮肤炎症较前明显好转（见图 11-1-4），继续使用聚硅酮薄型敷料，裁剪大小合适的小块粘贴在皮肤破损处，使用微凸底盘加腰带（见图 11-1-5）。

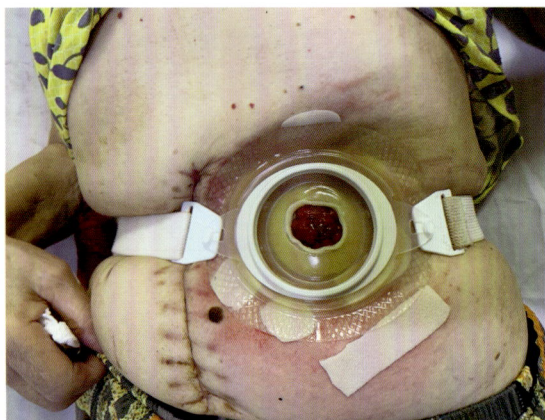

图 11-1-4　使用微凸底盘及腰带后的造口状态

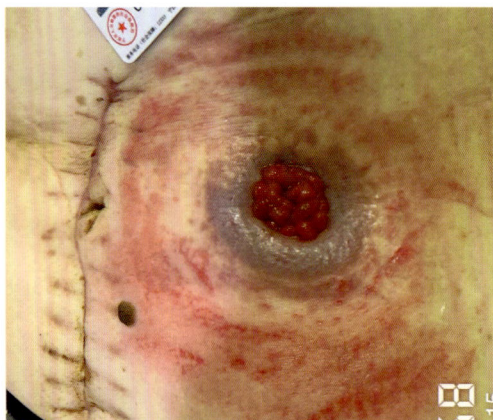

图 11-1-5　治疗 3 天后的造口状态

结果

患者应用微凸底盘一周后，皮肤完全愈合（见图11-1-6），改为2～3d更换造口底盘，未再次发生渗漏。患者心情开朗。

（王婧楠）

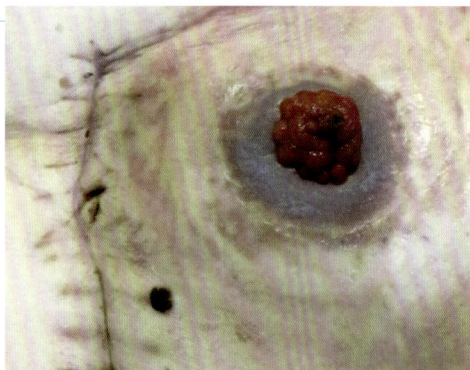

图 11-1-6 刺激性皮肤缓解后的造口状态

案例二 肠造口过敏性皮炎患者的护理

我国结直肠癌发病率在全部恶性肿瘤排名中居第4位，以中低位直肠癌为多。80%的造口患者出现过造口周围皮肤并发症。肠造口周围过敏性皮炎作为最常见的造口周围皮肤并发症之一，可导致患者肠造口周围皮肤瘙痒、疼痛、溃疡甚至感染，不利于其术后快速康复，严重影响患者术后生活质量。过敏性皮炎指皮肤、黏膜在接触某些物质后其接触部位发生的急性或慢性炎症反应。直肠癌患者化疗均以氟尿嘧啶及其衍生物为基础，其主要不良反应包括血液系统白细胞减少、中性粒细胞减少、血小板减少及贫血等，导致患者全身免疫力下降，同时也降低了其皮肤的自然预防及自我修复能力。大量研究认为，对于造口周围脆弱皮肤来说，化疗产生的不良反应会损伤皮肤表皮层，增加皮肤脆性，使皮肤并发症发生的概率提升。临床接受放疗的患者，其放射区域的皮肤常出现发红、搔痒、水疱、破溃等，而肠造口患者由于造口周围皮肤部分在照射野内，因此皮肤不仅需要抵御排泄物刺激引起的皮炎，还容易受到放射线的损伤，容易发生反复溃烂，而新愈合的皮肤表层脆弱，抵御能力低下，也极易导致造口周围过敏性皮炎的发生。

由于接触物的性质、浓度、接触方式及个体的反应性不同，过敏性皮炎发生的形态、范围及严重程度也不同。过敏性皮炎急性期主要表现为皮肤红斑、水肿、脱屑和角质形成细胞囊泡化样变；慢性期主要表现为皮肤裂隙、苔藓化、角化过度。其发展过程相当复杂，受多种外源性和内源性因素的影响。其中，外源性因素主要包括刺激物的生化特性、暴露方式、环境因素以及不同刺激物的联合作用；内源性因素主要包括患者年龄、性别、种族、特应性体质以及其他皮肤病史等。

患者资料

患者，70 岁，因直肠癌行 Dixon 术，手术中做临时性回肠造口，术后卧床期间使用一件式造口袋，每 3 天更换一次，造口周围皮肤完好，术后 10d 出院。术后 20d，造口底盘渗漏，且每天渗漏 2 ～ 3 次，并有造口底盘覆盖下的皮肤糜烂疼痛，严重影响生活。

局部评估

患者使用平面底盘，造口略低平。右下腹造口周围皮肤底盘覆盖下面积发红伴散在破损，少量渗液（见图 11-2-1）。

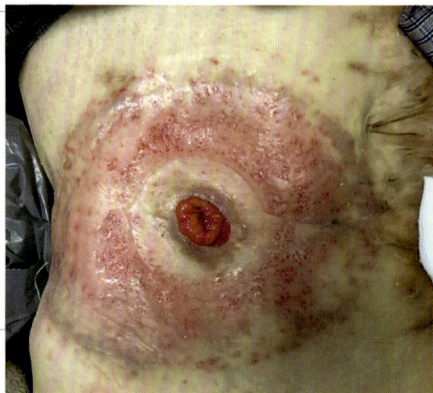

图 11-2-1　就诊前造口周围皮肤状况

处理过程

（1）用生理盐水清洗周围皮肤，再用纱布吸干渗液。

（2）渗液多时可使用薄型软聚硅酮敷料：将薄型软聚硅酮敷料中间剪孔后整片贴于皮肤（见图 11-2-2）。

（3）防漏贴环贴于美皮康表面（见图 11-2-3），后更换使用微凸底盘，且每天更换。

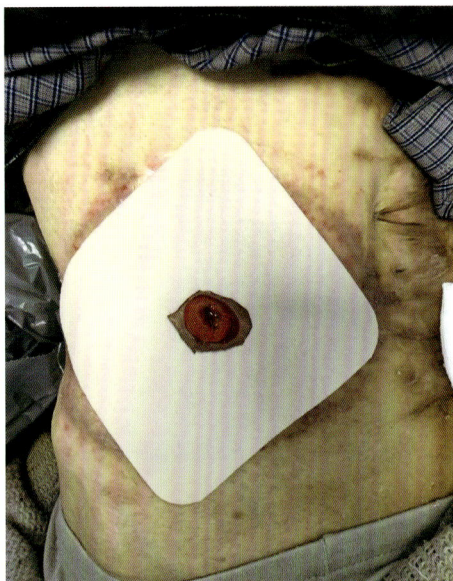

图 11-2-2　美皮康保护状态下的肠造口

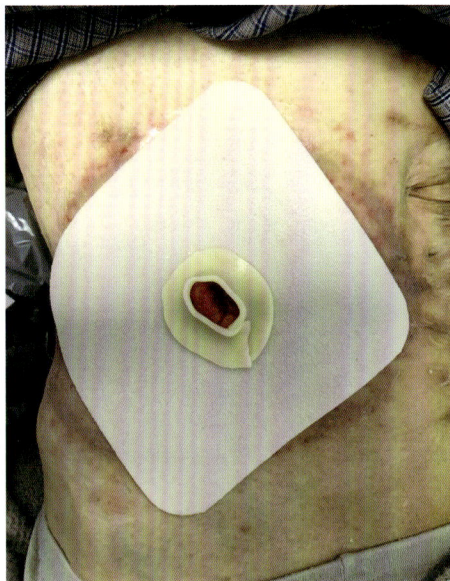

图 11-2-3　防漏贴环使用后的造口状况

结果

患者应用微凸底盘 3 天后，皮肤状态较前好转（见图 11-2-4），更改 2 天更换，未再次发生渗漏。

（一）常见原因分析

患者如表现为与造口产品接触的皮肤出现红斑、水疱，皮损的范围和形状与过敏原一致；自觉皮肤瘙痒、灼烧感；造口底盘与皮肤粘贴困难时，其常见原因如下。

（1）造口产品选择不当。

（2）清洗皮肤过程中未将清洗剂擦拭干净。

（3）造口底盘粘贴时间过久。

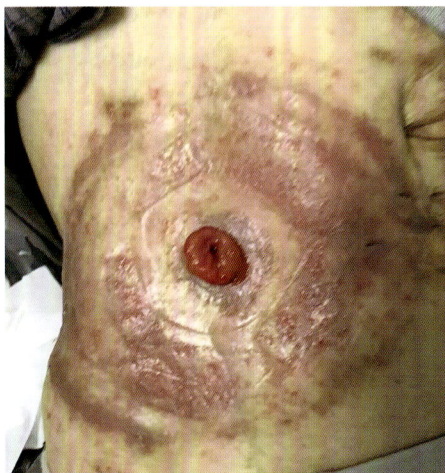

图 11-2-4　愈后

（4）对造口用品内各类成分过敏：底盘、造口袋、保护膜等。

（二）治疗原则

（1）寻找病因，脱离接触物，对症处理。

（2）用生理盐水清洗周围皮肤，纱布吸干渗液。

（3）渗液多时可使用美薄型软聚硅酮敷料。

（4）更换造口底盘型号或厂家。

（5）对防漏膏或保护膜过敏者可不再使用此类附件产品。

（6）过敏严重伴有身体其他部位瘙痒时，建议口服抗组胺药。

（王婧楠）

案例三　皮肤黏膜分离患者的护理

造口皮肤黏膜分离是指肠造口处肠黏膜与腹壁皮肤的缝合处分离，属于肠造口手术后的早期并发症之一，多发生在术后 1～3 周，发生比例占术后并发症的 17%～27%。引起肠造口皮肤黏膜分离的原因有：①造口局部缺血坏死；②造口时皮肤开口过大导致造口张力过大；③手术缝合得太少；④患者对缝线敏感或吸收不好，继发感染；⑤营养不良、糖尿病、长期使用类固醇药物，导致组织愈合不良；⑥术前放疗等等。一旦患者发生皮肤黏膜分离，分离处的创面就会影响造口袋底盘的粘贴。如果底盘无法粘贴或粘贴不牢固，粪水泄漏污染创面及造口周围皮肤，不仅影响创面愈合，还会导致皮肤损伤，更会加重患者的心理创伤。

患者资料

患者，85 岁，因"回肠造口排便困难 1 月"入院。患者 4 月前无明显诱因下出现造口排便困难，造口周围皮肤无明显糜烂及溃疡，无腹痛腹胀、血便黑便，无黏液脓血便，无发热盗汗、胸闷气促、恶心呕吐，造口无出血。门诊拟"回肠造口术后、直肠癌术后"收住入院。入院后在全麻下行"肠造口重建术"。患者高龄，营养差，有糖尿病病史，术后10天左右出现造口皮肤黏膜分离。

局部评估

患者左下腹结肠造口，面积约3cm×3cm，肠黏膜红色，粪便为糊状便。造口1～2点方向造口分离深度1cm，5～7点方向造口分离深度2cm。造口皮肤黏膜分离见图11-3-1～图11-3-2。基底为黄色，可见黄色分泌物渗出。造口与腹部平齐，造口周围皮肤平整，无皱褶。数字疼痛评分（NRS）2分，消瘦。

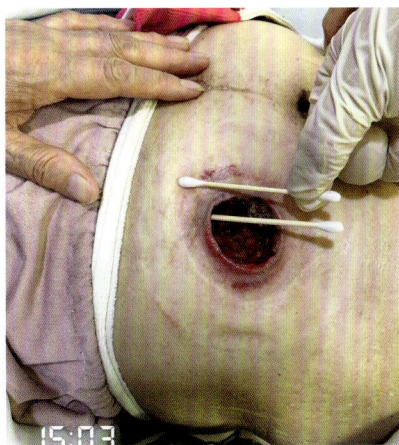

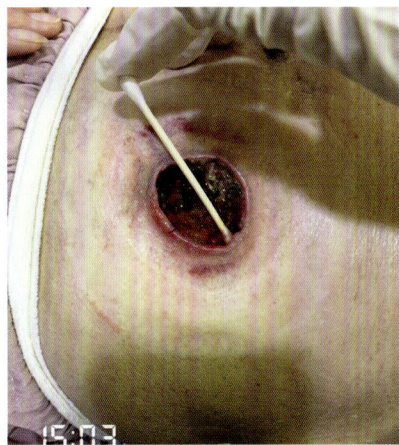

图11-3-1　造口1～2点方向皮肤黏膜分离　　图11-3-2　造口5~7点方向皮肤黏膜分离

处理过程

（一）评估造口及周围皮肤

评估造口黏膜颜色、水肿程度、有无造口回缩、造口周围皮肤情况、重点评估造口黏膜与皮肤分离程度、患者是否有并发症。

（二）造口皮肤黏膜分离的护理

（1）用生理盐水棉球彻底清洗伤口、抹干，用棉签探查分离深度。

（2）用无菌纱布吸干残留的水分，裁剪合适大小的银离子藻酸盐填充腔隙，使伤口渗液水合后形成凝胶，保持伤口湿润，促进肉芽生长及伤口愈合（见图11-3-3）。

（3）造口周围涂薄薄一层造口护肤粉，停留数分钟后将多余粉末去除，在造口周围使用防漏贴环。

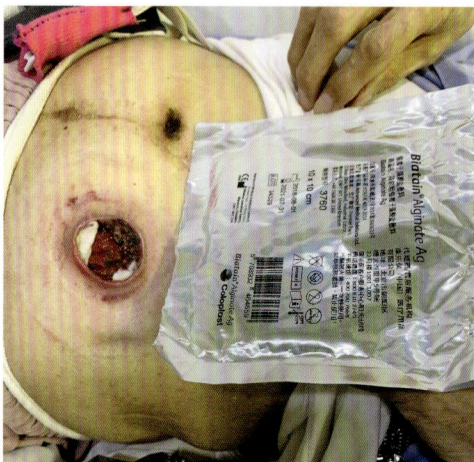

图 11-3-3　银离子藻酸盐填充腔隙

（4）患者造口与腹部平齐，选择两件式凸面底盘，裁剪合适的底盘，用手指将造口底盘内圈裁剪后的棱角磨平，导致黏膜损伤出血。粘贴造口底盘时先将皮肤皱褶拉平，绷紧后将底盘沿着造口紧密地贴在皮肤上，用手指或棉签从内向外轻压底盘，使其与皮肤贴紧。扣上造口袋，外用造口专用腰带进行固定，并让患者用手掌捂着造口底盘5～10min，使其粘贴更加牢固。腰带稍偏紧，以不影响腹式呼吸为妥。为防止腰带引起器械相关性压力性损伤，应在腰带硬扣与皮肤之间放置棉布。造口袋内粪水达造口袋容积1/3时应及时排放，防止粪便倒流渗漏造成造口底盘脱落。因患者皮肤黏膜分离严重，建议每天更换造口袋，直到皮肤愈合为止。

（5）5天后患者造口情况评估：造口1～2点方向皮肤黏膜分离已愈合，5～7点方向造口分离深度1cm。基底为红色，渗出少。造口皮肤情况见图11-3-4。

（6）8天后患者造口情况评估：5点方向造口分离深度0.5cm。造口皮肤情况见图11-3-5。

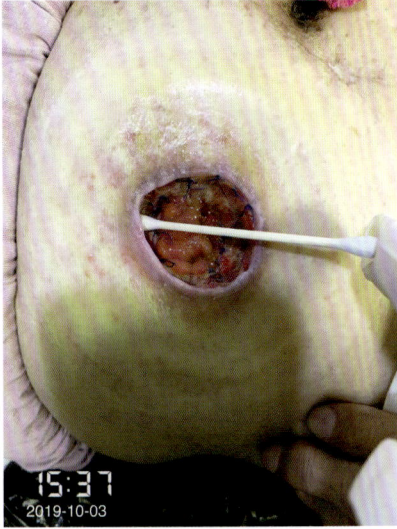

图 11-3-4　治疗 5 天后造口 5~7 点方向皮肤黏膜分离

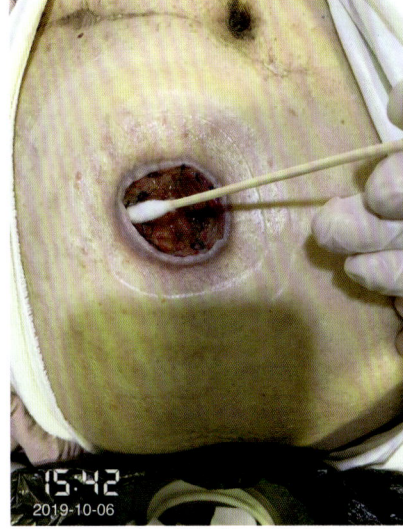

图 11-3-5　治疗 8 天后造口 5 点方向皮肤黏膜分离

结果

10d 后患者造口皮肤黏膜分离愈合，周围皮肤正常，嘱患者继续使用凸面造口底盘，配合造口腰带使用，如无渗漏则每 3 天更换 1 次（见图 11-3-6）。

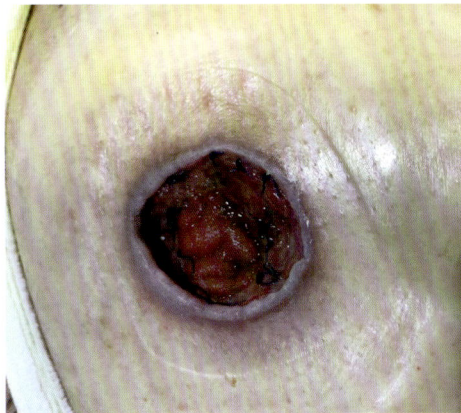

图 11-3-6　愈后 10 天后造口皮肤黏膜分离愈合

（冯春）

案例四　造口脱垂患者的护理

造口脱垂是指造口肠袢自腹部皮肤过度的突出。造口脱垂既可发生于单腔造口，也可发生于袢式造口；既可发生于结肠造口，也可发生于回肠造口和泌尿造口。临床以横结肠袢式造口发生脱垂较为多见，脱出的肠段通常为造口的远端肠袢。造口脱垂可见肠管由造口内向外翻出，长度可由数厘米至20厘米以上不等。造口脱垂常伴有造口水肿、出血、溃疡、肠扭转、阻塞甚至缺血坏死。造口脱垂不仅给患者带来很大的心理压力，同时还影响造口底盘的粘贴，给患者自我护理带来不便。

轻微的造口脱垂或未出现肠扭转、梗阻甚至缺血坏死者，可以由造口治疗师或专科护士给予保守治疗，同时通过改善造口护理方法，调整造口产品等进行处理。对造口脱垂无法手法复位者，建议重新造口。造口脱垂者如出现肠扭转、梗阻甚至缺血坏死，应急诊手术治疗。

患者资料

患者，65岁，因"便血3月余"收住入院。患者3个月前无明显诱因下间歇性出现大便表面带血，为暗红色，大便次数1～2次/天，无黑便及黏液脓血便，无腹痛、腹胀、腹泻，当时未治疗。1周前当地医院就诊，直肠指检发现"直肠肿瘤"。入院后腹腔镜下行直肠癌根治术＋预防性回肠造口术。术后2月左右患者出现造口脱垂，至门诊就诊。造口脱垂情况见图11-4-1。

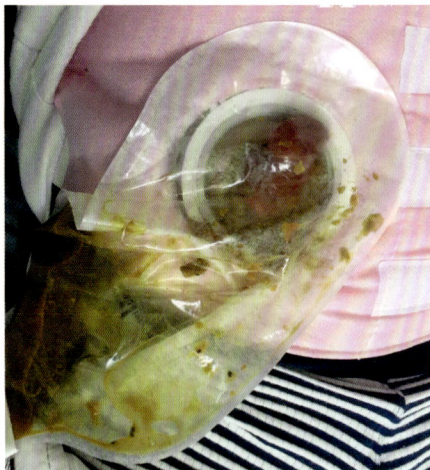

图 11-4-1　造口脱垂

局部评估

患者左下腹结肠造口,面积2.5cm×2.5cm,肠黏膜红色,粪便为水样便。造口脱垂,长度5～6cm,造口可见轻微水肿,造口周围皮肤正常。

处理过程

(一)评估造口及周围皮肤

评估造口黏膜颜色、水肿程度、造口脱垂长度、造口周围皮肤情况,重点评估造口脱垂为远端或近端肠段、患者是否有肠扭转或缺血坏死等情况。

(二)造口脱垂患者的护理

(1)让患者平躺后使用黏胶祛除剂去除原造口底盘,清洁造口及造口周围皮肤,并观察周围皮肤情况。

(2)检查造口黏膜颜色,判断造口脱垂为远端肠段,脱垂长度为5～6cm,站立时脱垂加重。以手法复位法将脱垂的肠管回纳。

(3)选择两件式底盘,裁剪合适的底盘,用手指将造口底盘内圈裁剪后的棱角磨平。造口周围涂薄薄一层造口护肤粉,停留数分钟后将多余粉末去除,在造口周围使用防漏贴环。粘贴造口底盘时将皮肤皱褶拉平,绷紧后将底盘沿造口紧密地贴在皮肤上,用手指或棉签从内向外轻压地盘,使其与皮肤贴紧。

(4)使用圆头奶嘴轻轻将奶嘴头放入脱垂的远端肠祥,然后用缝线将奶嘴固定在两件式造口底盘上,避免肠管脱出(见图11-4-2)。扣上造口袋,并让患者用手掌捂着造口底盘5～10min,使其粘贴更加牢固。造口袋内粪水达造口袋容积的1/3时及时排放,防止粪便渗漏倒流造成造口底盘脱落。

(5)若患者存在造口水肿,可以使用50%硫酸镁湿敷脱垂的肠管20min。

(6)指导患者多饮水,多进食粗纤维食物,保持排便通畅。避免进行收缩腹肌的锻炼（如仰卧起坐、举重、提重物等）。指导患者打喷嚏或咳嗽时用手按压造口部位，以减轻腹部压力。

结果

患者2周后于造口情况评估：造口脱垂情况基本缓解。造口情况见图11-4-3。

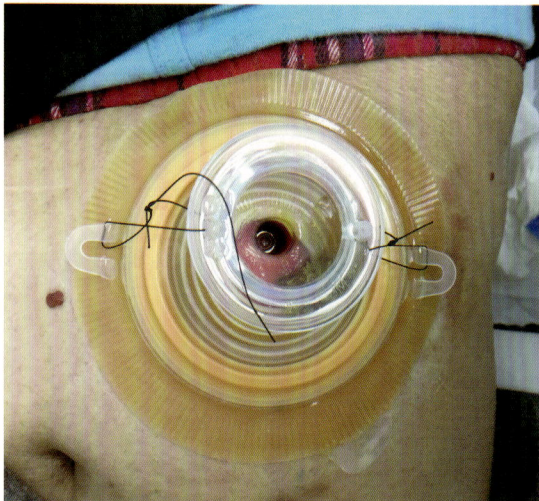

图11-4-2　使用奶嘴固定后的造口状况

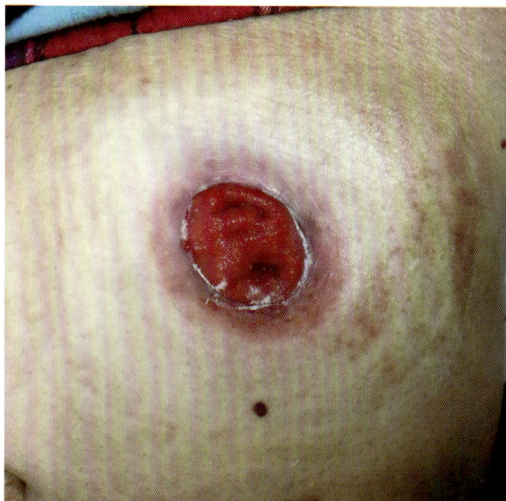

图11-4-3　造口脱垂恢复后的造口状况

（冯春）

案例五　造口缺血坏死患者的护理

造口缺血坏死是造口术后最为严重的早期并发症，发生率为2%～17%，常发生于术后24～48h内，根据张荣庆统计，肠造口缺血坏死病死率为2.3%～17%。造成肠造口缺血坏死的常见原因有造口血供不好、手术中损伤结肠边缘动脉、肠造口腹壁开口太小或缝合过紧、严重的动脉硬化、因肠阻塞过久引起肠肿胀导致肠壁长期缺氧、肠造口系膜过紧等。早期肠造口缺血坏死表现为肠造口外观局部或完全变紫，若及时给予处理，绝大多数变紫的肠造口组织可能会恢复正常，但如无改善，则会导致黏膜缺血坏死。严重的造口缺血坏死需立即行造口重建手术。慢性肠造口黏膜坏死表现为肠造口黏膜苍白、干涸，继而黏膜变成灰褐色，最后坏死。

患者资料

患者，68岁，因"便血1月余"收住入院。患者1个月前无明显诱因下间歇性出现粪便表面带有暗红色血，排便次数1d/次，无黑便及黏液脓血便，无腹痛、腹胀、腹泻，当时未治疗。门诊拟"直肠肿瘤"收治入院，患者神志清，精神可，胃纳可，睡眠安，大便如上，小便无殊，近期体重无明显变化。予腹腔镜下直肠癌根治术＋肠粘连松解术。术后2d更换造口底盘见造口黏膜呈紫黑色（见图11-5-1）。

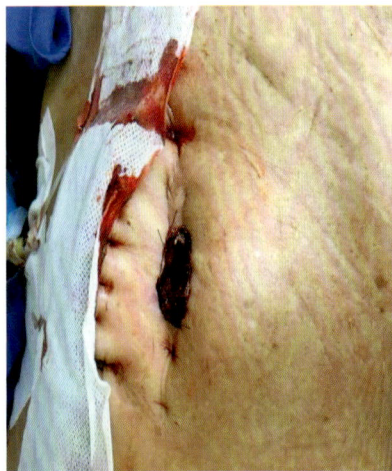

图 11-5-1　造口黏膜紫黑色

局部评估

患者左下腹结肠造口面积3cm×1cm，肠黏膜呈紫黑色，粪便为少量水样便。造口周围皮肤正常。

处理过程

（一）评估造口及周围皮肤

评估造口黏膜颜色，可使用手电筒侧照，观察肠造口黏膜的颜色与透光性；手指按压肠造口黏膜，放开时观察有无红色恢复现象，评估肠镜观察造口内黏膜颜色及血管纹理。

（二）造口脱垂患者的护理

（1）让患者平躺后使用黏胶祛除剂去除原造口底盘，清洁造口及造口周围皮肤，并观察周围皮肤情况。

（2）检查造口黏膜颜色，汇报医生，医嘱予继续观察，喷洒造口护肤粉于造口黏膜上。

（3）造口周围涂薄薄一层造口护肤粉，停留数分钟后将多余粉末去除，在造口周围使用防漏贴环。选择两件式底盘，粘贴造口底盘时将皮肤褶皱拉平，绷紧后将底盘沿着造口紧密地贴在皮肤上，用手指或棉签从内向外轻压地盘，使其与皮肤贴紧。扣上造口袋，并让患者用手掌捂着造口底盘 5～10min，使其粘贴更加牢固。造口袋内粪水达造口袋容积 1/3 时及时排放，防止粪便倒流渗漏使造口底盘脱落。

（4）继续观察造口黏膜血运情况，喷洒造口护肤粉于造口黏膜上（见图 11-5-2），2～3 次/天。

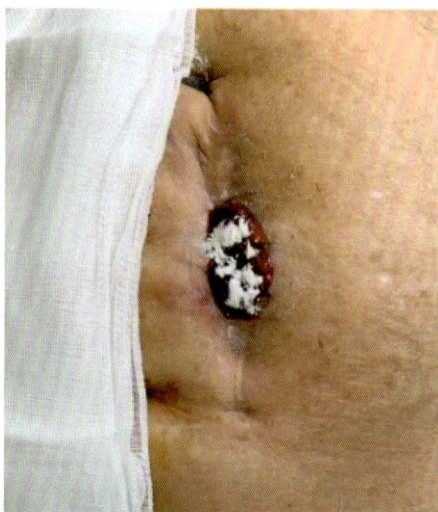

图 11-5-2　造口处喷洒造口护肤粉

结果

4 天后患者造口缺血缓解，造口黏膜呈粉红色，血运好（见图 11-5-3）。

（冯春）

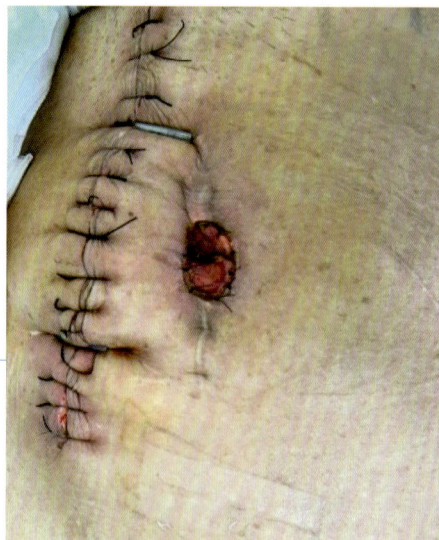

图 11-5-3　造口缺血缓解后的造口状况

案例六　造口水肿患者的护理

造口水肿是造口术后最常见的并发症之一，多见于术后早期，表现为肠造口黏膜水肿。常见原因是腹壁及皮肤开口过小或低蛋白血症，或由于造口底盘开口过小影响血液回流造成。肠造口术后，因手术时的创伤反应，或肠管离开腹腔对新环境的应激反应等都会导致术后早期造口水肿。正常的结肠造口术后 3d 内局部均会出现不同程度的水肿，一般术后 6～8 周会自行缓解。对于一些严重的、可能会引起肠造口缺血等情况应及时处理。

造口水肿表现：造口隆起，肿胀和绷紧，黏膜发亮（见图 11-6-1）。

患者资料

患者，男性，2 年余前体检行结直肠癌筛查示"距肛 10cm 可见新生物，表面分叶，占据 1/3 周长，距肛 5cm 可见 0.4×0.2cm 息肉"。当地医院建议手术治疗，当时患者因自身原因未手术治疗，现患者为进一步诊治门诊就诊，门诊拟"①直肠恶性肿瘤；②直肠息肉"收住入院。后在腹腔镜下行"直肠癌根治术＋肠粘连松解术＋经肛门直肠肿物切除术＋乙状结肠造口术"。术后返回病房。第 1 次更换造口底盘即发现患者造口水肿，见图 11-6-1。局部评估：肠造口水肿、造口颜色无改变，周围皮肤正常。

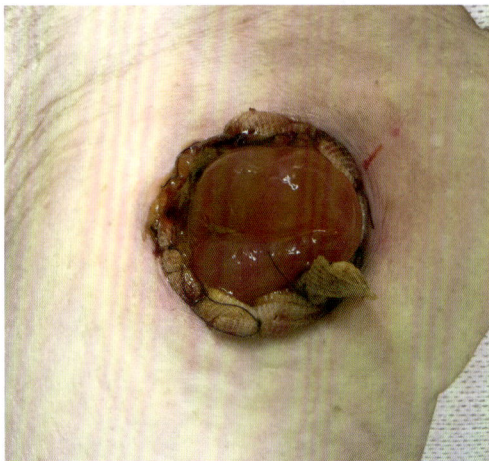

图 11-6-1　造口水肿

处理过程

（1）轻微者不用处理。

（2）严重者用10％高渗盐水或使用硫酸镁湿敷肠造口，2～3次/d，每次15min。湿敷前冲洗肠造口粪便，尽量避开进餐后2～3h的排便时间，一般宜餐前进行。

（3）使用造口用品时要注意技巧，造口底盘剪裁应比造口直径宽1～2mm，避免造口用品紧箍肿胀的造口，影响血液循环，导致缺血坏死。

（4）注意保护造口周围皮肤。

（王婧楠）

案例七　结肠造口灌洗患者的护理

直肠癌好发于乙状结肠直肠交接至齿状线之间，发病率在消化道肿瘤中居第2位。对于低位直肠癌患者，Miles术是外科最常施行的手术之一。我国估计每年新增结肠造口患者10万例，目前共计约100万例。虽然合适的造口袋能有效收集造口排泄物，防止造口周围皮炎的发生及避免造口袋的渗漏，但是对于不愿戴造口袋或对造口袋过敏的患者，佩戴造口袋也是一种烦恼。对此，可以考虑结肠造口灌洗。结肠造口灌洗通过造口向结肠内灌入一定量的液体，使结肠容受性扩张后反射性收缩，短时间内较彻底排出液体和粪便。通过这种人工的方式管理肠造口，可使患者形成与正常人类似的排便规律。结肠灌洗一般应从患者术后3个月开始，或放化疗结束半年后进行。

结肠造口灌洗适用于全身一般情况良好，肠道功能正常，无肿瘤远处转移，家中有良好卫生设备且愿意并能完成整个灌洗过程的永久性结肠单腔造口患者。结肠造口灌洗能够帮助造口患者重新建立有规律的排便习惯，减少排便次数和减轻造口的异味。在2次灌洗之间，造口处常不需要造口袋，盖一块小棉布或使用造口栓即可，这就为造口患者参加社交和娱乐活动创造了条件。结肠造口灌洗的器具可以重复使用，从长久来看，也节省了医疗开支。另外，结肠灌洗还能降低造口周围皮肤并发症的发生率。

患者资料

患者，35岁，乙状结肠造口者，直肠癌Ⅰ期，Miles术后4个月，因对多种造口底盘过敏，使用相关附属产品仍无改善而就诊。

局部评估

患者右下腹乙状结肠造口，除去使用的一件式造口袋后，可见造口开口向上，黏膜呈粉红色，造口为高出皮肤约1cm，直径32mm的圆形，造口周围皮肤平坦，点状泛红，同造口底盘大小，诉局部感觉不适，瘙痒感明显。

处理过程

（1）向患者解释不使用粘贴式造口底盘时，有2种造口排泄物管理方法。一种是用传统的非粘贴性橡胶造口袋收集造口排泄物，此法易漏气漏味，患者不能接受；另一种是用结肠造口灌洗法，患者表示愿意尝试。

（2）准备一套结肠灌洗设备（如灌洗袋，底盘、带调节器的输水管、锥形灌洗头、夹子、袖状引流袋、腰带），并告知患者其作用。

（3）灌洗前准备医用润滑油（建议患者回家后用水溶性润滑剂代替液状石蜡）、手套、36～38℃温水1000mL、毛巾、手纸、垃圾袋、洗手盆。示范灌洗应选在患者午餐后2h进行。

（4）示范操作方法

①水袋悬挂高度为底部与患者肩平齐，超过该高度容易引起恶心、呕吐，低于该高度灌洗缓慢。关闭输水管，将温水灌入水袋，然后打开夹子，让水进入输水管及锥

形灌洗头内，排出空气。锥形灌洗头涂少许润滑油备用。

②造口者取坐位，除去用过的造口袋，将袖式引流袋用腰带固定于结肠造口处，远端开口置于坐便器内。

③首次灌洗需要明确结肠造口行走方向，示范戴手套，尾指涂少许润滑油，缓慢插入造口内，以探明结肠造口行走方向。然后，轻柔地将锥形灌洗头随结肠造口行走方向缓慢插入造口。

④开放调节器，灌洗水流速控制在 60mL/min，使水注入造口。灌入约 600mL 后，患者如出现轻微腹痛，暂停灌洗，观察没有伴有心悸、出冷汗、出血情况。嘱深呼吸镇静，撤出锥形灌洗头，造口排出排泄物后，腹痛即可好转。

⑤灌洗结束后，建议患者用中性清洁液清洗灌洗袋系列物品，清洗完后将一团棉布放入灌洗袋中，防止两层塑料粘连，阴凉处晾干，袖状引流袋也同样处理。

（5）因患者表示第 2 次可以尝试自己灌洗，故发放灌洗步骤宣传单及告知造口治疗师联系电话，嘱患者如有不适及时电话联系。建议患者灌洗第 1 周内，每天还应贴造口袋，贴袋前，用水胶体超薄片保护造口周围皮肤，以防过敏。

（6）患者灌洗第 3 天，造口治疗师电话回访，患者述灌洗后第 2 天没有排便，未佩戴造口袋。

健康教育内容如下。

（1）向患者解释结肠灌洗过程，解释结肠灌洗是被动排泄的方法，让患者选择是否要进行结肠灌洗。

（2）结肠灌洗有利于重新建立有规律的排便习惯，能减少排便次数和减轻造口的异味，在 2 次灌洗之间，不需要造口袋。

（3）每次灌洗时间要相对固定，且每次灌洗的时间相差不超过 2h，第 1 次示范灌洗宜选在中午，第 2 次灌洗则选在固定时间点，如晚上 8 时，之后每天选择晚上 8 时灌洗。

（4）灌洗以后要注意饮食，建议患者进食容易让粪便成形的食物，避免进食使排便次数增加的食物（如油腻食物、产气多的食物），以免灌洗后仍要使用造口袋。建议患者在日常活动中随身携带水胶体超薄片、造口袋、垃圾袋及纸巾，以防腹泻等意外情况的发生。

（5）结肠造口灌洗的水温、液面距离肠造口的高度、水量都应按照要求，以免发生意外。灌洗水温过冷、水流过快都容易导致腹痛，应注意避免。不能用导管或普通灌肠管代替正规的结肠造口灌洗套装进行灌洗，以免发生结肠穿孔。

（6）灌洗后如果没有粪便排出，继续在下一次定时灌洗，并注意每天喝水量；如果灌洗后第 2 天排便次数多，继续下一次定时灌洗，并注意排除饮食因素。

（7）粗纤维食物容易使粪便成形，也是每日健康饮食必不可少的食物；油腻食物、汽水、啤酒等产气食物及辛辣食物容易令排便次数增加，应尽量避免。

结果

造口者从第 1 次灌洗起，灌洗排泄完后第 2 天就没有粪便排出，不再使用造口袋；没有造口周围皮肤过敏现象，心情愉悦。

（王婧楠）

第十二章

常见造口护理问题答疑

1. 触碰造口或擦拭造口上的分泌物时为什么不会感觉到疼痛？

答：造口没有神经末梢支配，因此患者触碰或擦拭时不会感觉到疼痛。

2. 造口旁边一圈长了一个个小小的多肉是怎么回事？

答：这是造口并发症——肉芽肿。多数肉芽肿是由底盘裁剪不合适，长期摩擦造口黏膜所导致，可以咨询造口专科护士或门诊就诊。

3. 造口手术后，患者粪便应该从造口排出，为什么肛门口有时还会有粪便样黏液排出？

答：首先，有可能是术前肠道准备不充分而留在里面导致；其次，远端的肠管有排泄黏液的功能，因此有黏液样分泌物排出也是正常的。

4. 用碘伏对造口周围皮肤进行消毒是不是对造口更好？

答：长期反复使用碘伏消毒会对皮肤、黏膜造成刺激，而且碘伏具有广谱杀菌的作用，长期使用在杀害有害细菌的同时也会杀死正常菌群，导致皮肤抵抗能力减弱，因此不建议使用。

5. 造口周围皮肤清洁是否必须用生理盐水？

答：造口周围皮肤不是无菌的，因此不需要用生理盐水清洗，使用温水即可。

6. 为什么手术后造口裁剪直径大，一段时间后直径会减小呢？

答：术后早期造口存在水肿的情况，直径相对会大，恢复期后水肿慢慢消退，造口直径相应减小。

7. 两件式造口袋拆卸不方便，可以用温水或自来水直接冲洗吗？

答：不能。两件式造口袋可以拆卸下来清洗，如果用温水或自来水直接冲洗会出现排泄物渗漏至底盘下的情况，且长期用自来水冲洗肠黏膜会造成黏膜损伤。如条件允许，造口袋可一天一换。

8. 造口袋放置于高温设备上加热后使用是否会粘贴更牢固？

答：天气寒冷时，有患者认为将造口底盘放置于高温设备上加热可以增加底盘黏性，这种做法是错误的。高温加热造口底盘有可能会存在烫伤的风险。

9. 造口周围皮肤发红怎么办？

答：造口周围皮肤发红，很可能是排泄物渗漏刺激皮肤，建议到造口门诊就诊。

10. 有造口可以洗澡吗？

答：如果手术切口完全愈合，是可以淋浴的。淋浴时可以使用保鲜膜保护造口，或者淋浴结束更换造口底盘，避免淋浴时喷头对准造口冲洗，并选择温和的洗浴产品。

11. 术后患者身体状况非常好，自理能力强，要求恢复正常劳作，是否可以从事种菜等劳动？

答：不建议。种菜等劳动行为会增加患者腹部压力，从而导致造口旁疝的发生。

12. 造口周围出现女性乳房样隆起，需要处理吗？

答：这种情况一般考虑造口旁疝发生，需要至门诊就诊，同时避免引起腹部压力增加的动作。

13. 患者经济条件不允许每日更换造口袋，清洗又太麻烦，是否可以在造口袋里再套一个保鲜袋？

答：不能。保鲜袋不透气，长时间使用容易对造口黏膜造成损伤。

14. 回肠造口通常会有造口支撑棒，这个支撑棒何时可取？

答：一般造口支撑棒 2 周左右可取，但如果存在造口位置低平的情况则可能会适当延长留置时间。

15. 造口周围的缝线需要拆线吗？

答：不需要。造口周围一般使用可吸收缝线。

16. 造口旁边有少许渗血，这种情况严重吗？

答：造口旁边的少许渗血，可能是黏膜局部出血所致，这种情况一般由于底盘裁剪开口过小或开口不光滑损伤造口黏膜引起。可以使用干棉球轻轻按压止血或使用造口护肤粉。

17. 造口袋收集到大量的新鲜出血，这种情况应如何处理？

答：如果造口袋中收集到大量的新鲜出血，且血液是从造口肠腔内流出来的，可能发生消化道出血，需立即到外科门诊就诊。

18. 回肠造口排出的粪便都不成形，这种情况正常吗？

答：正常。回肠造口的排泄物由于未经过结肠的水分吸收，所以都比较稀薄。结肠造口的排泄物一般会比较成形。

19. 造口术后饮食有何规范？

答：造口术后饮食应由流质—半流质—普食逐渐过渡。住院期间患者的饮食根据医嘱执行，出院后根据患者情况可由半流质逐渐向普食进行过渡。肠造口患者的饮食与普通人的饮食基本一致，但应避免摄入不易消化的高纤维食物，忌食酒类、生冷、辛辣、易引起腹泻的食物。且术后早期宜采取少量多餐的进食方式，切忌暴饮暴食。

20. 造口周围出现皮肤发红，可以使用乳膏吗？

答：乳膏一般为油性产品，使用在造口周围皮肤上可能导致造口底盘粘贴困难。如有周围皮肤发红，建议到造口门诊就诊。

21. 使用凸面或微凸造口底盘时，可以不腰带系吗？

答：不可以。如果造口专科护士评估后需要使用凸面或微凸造口底盘，则说明患者的造口较低平、造口排泄口位置低或周围腹部皱褶明显等，需要使用腰带固定底盘，从而起到更好的固定效果。

22. 造口底盘粘贴得很好，未出现渗漏情况，是否可以 7 ～ 10 天或更长时间更换造口底盘？

答：不可以。一般回肠造口患者 3 ～ 5 天更换造口底盘，结肠造口患者 5 ～ 7 天更换造口底盘，术后早期患者建议 3 天更换造口底盘，如有渗漏必须立即更换。若长时间不更换造口底盘，黏胶刺激皮肤后易导致皮肤过敏等现象。

23. 造口底盘总是贴不住，是否为造口产品质量问题？

答：如果出现造口底盘粘贴有问题，每天需更换数个造口底盘的情况，建议门诊就诊，查看是否出现了皮肤问题。

24. 尿液颜色较暗且有异味，是怎么回事？

答：尿路造口袋可以屏蔽气味，注意更换频率，及时排空，保持清洁以及预防造口袋渗漏。如果发现强烈气味且较平日不同，或尿液颜色变暗，可能是饮水过少造成尿液浓缩或将发生感染，请及时寻求专业帮助。

25. 尿路造口处为什么有黏液分泌？

答：黏液是尿路造口的正常分泌物，通常呈浅黄色或白色，可用棉花或小毛巾蘸温水擦拭。日常应多喝水，以增加尿量，将黏液冲走。

26. 泌尿造口患者出现尿路感染怎么办?

答: 若尿液混浊并有异味, 全身不适及发热, 应请医生诊治。平时多喝水, 补充维生素 C, 使尿液保持酸性, 减少尿路感染的机会, 使用有抗反流作用的造口袋, 及时排放和清理尿液, 晚间床旁引流, 防止大量尿液积聚在造口袋内都是减少感染的有效方法。

（冯春　金艳艳）

参 考 文 献

[1] 喻德洪 . 肠造口治疗 [M]. 北京：人民卫生出版社 ,2004.

[2] 胡爱玲 , 张美芬 . 肠造口治疗护理进展 [J], 中华护理杂志 ,2005,6(6):430-432.

[3] 万德森 . 促进我国造口康复治疗的发展 [J]. 中华胃肠外科杂志 ,2003,5(6):144-145.

[4] 宋艳丽 , 王继忠 , 刘君 . 肠造口用品 : 发展 . 现状 . 展望 [J]. 中华护理杂志 2005,6(6):433-434.

[5] 丁炎明 . 造口护理学 [M]. 北京：人民卫生出版社 ,2017:118-121.

[6] 李丽 , 左萍 , 梁珠明 , 等 . 肠造坏死的护理启示 [J]. 中外健康文摘 ,2014(14):212.

[7] 魏海云 , 杨小文 . 直肠癌切除术肠造口坏死的临床分析 [J]. 实用临床医学 ,2006,7(10):98-99.

[8] 张庆荣 . 临床肛门大肠外科学 [M]. 天津：天津科技翻译出版公司 ,1998:327.

[9] 万德森 , 朱建华 . 造口康复治疗理论与实践 [M]. 北京: 中国医药科技出版社 ,2006:245.

[10] 董金莲 , 徐洪莲 . 一例造口重建再缺血坏死的护理 [J]. 全科护理 ,2018,16(31):3959-3960.

[11] 徐悦洋 , 卫莉 , 杨长永 . 预防性肠造口术后造口脱垂的原因分析与护理 [J]. 护士进修杂志 ,2018,33(19):1779-1780.

[12] 刘楠 . 婴儿奶嘴结合两件式造口袋在造口脱垂患者中的应用研究 [J]. 当代护士 ,2020,27(21):83-84.

[13] 宫向前 , 张华平 , 张波 . 结肠造口回缩原因及防治的探讨 [J]. 肿瘤防治杂志 ,2005,12(2):139-140.

[14] 肖岚 , 史淑岩 . 直肠癌结肠造口并发症的观察及护理 [J]. 中国社区医

师 ,2008,7(10):111.

[15] 徐莉杰 , 张义玲 , 陈杰 .47 例造口旁疝腹腔内修补术患者的围手术期护理 [J]. 中华护理杂志 ,2009,44(12):1071-1072.

[16] 王淑红 , 丁世娟 , 王岩 . 直肠癌术后患者造口并发症的预防与护理 [J]. 护理学杂志 ,2013,28(6):35-36.

[17] 董力云 , 喻晓芬 , 裘丹英 , 等 . 肠造口患者发生造口周围过敏性皮炎的影响因素分析及护理对策 [J]. 护理与康复 ,2019,18(10):52-53.

[18] 张俊娥 , 郑美春 , 胡爱玲 . 回肠造口护理与康复指南 [M]. 北京：人民卫生出版社 2017:1.

[19] 徐洪莲 , 傅传刚 . 造口术前定位的护理现状 [J]. 中华现代护理杂志 ,2013,19(33):4065-4067.

[20] 徐 洪 莲 , 喻 德 洪 , 卢 梅 芳 等 . 肠 造 口 术 前 定 位 的 护 理 [J]. 中 华 护 理 杂志 ,2001,36(10):741-742.

[21] 石汉平 . 肿瘤营养疗法 [J]. 中国肿瘤临床 ,2014,41(18):1141-1144.

[22] 石汉平 , 许红霞 , 林宁 , 等 . 营养不良再认识 [J]. 肿瘤代谢与营养电子杂志 ,2015,2(4):1-5.

[23] 夏阳 , 朱庆超 , 汪昱 , 等 . 高脂饮食引发肠道菌群结构改变与结直肠癌发生的相关性研究 [J]. 中国全科医学 ,2016,19(20):2473-2480.

[24] 张胜本 , 童卫东 . 肠造口的临床应用 [J]. 中华胃肠外科杂志 , 2003,6(3):146-147.

[25] 王爱华 , 方方 , 李琴 , 等 .PDCA 循环管理方法在提高肠造口患者更换造口袋技能中的应用 [J]. 现代医院 ,2018,5(49):776-780.

[26] 韦娟 , 芦婷 , 牛晓萍 .ARC 造口更换流程在泌尿造口刺激性皮炎中的应用效果 [J]. 当代护士 ,2020,27(9):43-45.

[27] 李自芳 . 造口专科护士培训指南 [M]. 武汉：湖北科学技术出版社 ,2013.

[28] 王红 , 王金会 , 王静 . 直肠癌结肠造口病人膳食营养素摄入状况调查 [J]. 护士进修杂志 ,2006,21(10):940-941.

[29] 张玉英 , 王金平 . 造口的术后护理 [J]. 中国现代药物应用 ,2011,5(4):203-204.

[30] 李慧 . 结肠造口患者的饮食调节 [J]. 中国肛肠病杂志 ,2010,30(8):63.

[31] 滕莉 . 浅谈直肠癌术后永久造口患者的心理干预及饮食研究 [J]. 中外健康文摘 ,2009,6(34):167-167.

[32] 程贤琴 , 唐樱歌 . 肠造口对夫妻性生活质量的影响因素及护理 [J]. 西南军医 ,2008(10):154-155.

[33] 诸葛林敏 , 王奕英 . 结直肠癌造口患者术后性生活的家庭护理干预 [J]. 温州医科大学学报 ,2015,45(6):457-761.

[34] 秦芳 , 甄莉 , 叶新梅 , 等 . 中青年肠造口人性生活现状及影响因素分析 [J]. 广东医学 ,2018,39(19):2951-2955.

[35] 辛虹 , 李瑞珍 , 王振海 . 女性性功能障碍分类及危险因素 [J]. 国外医学（计划生育生殖健康分册）,2006,25(6):327-328.

[36]Lange MM,Marijnen CAM,Maas CP,et al.Risk factors for sexual dysfunction after rectal cancer treatment [J].European Journal of Cancer,2009,45(9):1578-1588.

[37] 徐燕华 , 王素珍 , 袁阿珍 , 等 . 直肠癌根治术后永久性结肠造口患者生活质量的质性研究 [J]. 中华现代护理杂志 ,2015(23):2765-2766.

[38] 徐惠丽 , 越丽霞 , 黄志红 , 等 . 肠造口患者体力活动现状的研究进展 [J]. 护理管理杂志 ,2018,18(11):808-810.

[39] 魏青 , 朱蓓 , 王永媛 , 等 . 结肠造口灌洗及口服微生态制剂对肠造口患者肠道菌群及生活质量的影响 [J]. 中国现代医学杂志 ,2016,26(12):63-66.

[40] 罗三娣 , 罗少生 , 廖清华 , 等 . 造口灌洗与永久性结肠造口患者排便规律研究 [J]. 中国医药导报 ,2014,14(11):122-125.

[41] 翁亚娟 , 崔焱 . 结肠造口灌洗对造口周围皮肤健康状况的影响 [J]. 实用临床医药杂志 2012,16(16):5-7.

[42] 钱惠玉 , 徐文亚 , 翁亚娟 . 结肠造口灌洗对直肠癌 Miles 术后患者生活质量的影响 [J]. 中华护理杂志 ,2014,49(7):786-791.

[43] 张丽华，高丽华，王佳，等．规范化造口灌洗护理在直肠癌 Miles 术患者中的应用效果分析 [J]．中国基层医药 ,2017,24(6):812-816.

[44] 刘满英．结肠造口灌洗对结肠造口术后患者生活质量的影响 [J]．齐鲁护理杂志2010,16(18):11-12.

[45] 叶新梅，赵洁，何丹丹，等．结肠造口灌洗对永久性结肠造口患者远期生活质量影响的研究 [J]．实用临床护理学电子杂志 ,2020,5(18):2-4,12.

[46] 蔡潮农，苏永辉，方瑞君，等．结肠灌洗对急性结肠梗阻肠道细菌学的影响 [J]．中国现代医学杂 ,2015,25(18):66-68.

[47] 羊丽芳，程芳，魏青．直肠癌 Miles 术后行结肠造口灌洗患者社会心理适应水平的调查及分析 [J]．中华现代护理杂志 ,2017,23(27):3534-3536.

[48] 周梅，结肠灌洗在永久性结肠造口患者术后护理中的应用效果 [J]．中国肛肠病杂志 ,2019(5):48-49.

[49] 戴晓冬，张莉萍，杨宁琍，等．结肠灌洗在永久性结肠造口患者中的临床应用进展 [J]．护士进修杂志 ,2012,27(23):2129-2131.

[50] 钱惠玉，徐文亚，翁亚娟，等．结肠造口灌洗对直肠癌 Miles 术后患者生活质量的影响 [J]．中华护理杂志 ,2014,49(7):786-791.

[51] 高威，李静，刘翔，等．先天性肛门直肠畸形的临床特征及预后研究 [J]．安徽医科大学学报，2018,53(2):316-318.

[52] 中华医学会小儿外科学分会肛肠学组，新生儿学组．先天性巨结肠的诊断及治疗专家共识 [J]．中华小儿外科杂志 ,2017,38(11):805-815.

[53] 刘秀英．品管圈活动对小儿肠造口周围皮炎及家属负性情绪的影响 [J]．国际医药卫生导报 ,2016,22(10):1474-1476.

[54] 孙继红．小儿肠造口常见并发症及临床护理干预 [J]．护理实践研究 ,2017,14(10):71-72.

[55] 周蕊，甘红霞，刘晓文．小儿肠造口术后并发症的原因分析及护理干预策略 [J]．全科护理 ,2015,13(28):2826-2827.

[56] 黄少华 . 小儿肠造口周围皮肤并发症的护理进展 [J]. 中西医结合护理 (中英文),2019,5(7):234-237.

[57] 唐文娟 , 陆燕萍 , 袁春香 , 等 . 小儿肠造口主要照顾者自我效能水平及其影响因素分析 [J]. 中华现代护理杂志， 2019,25(4):448-452.

[58] 杨珺 . 以家庭为中心的护理模式用于小儿肠造口护理中的价值研究 [J]. 实用临床护理学电子杂志 ,2019,4(27):119-120.

[59] 张翠苹 . 预见性护理干预对小儿肠造口术后并发症的影响 [J]. 实用临床护理学杂志 ,2018,3(10):126-127.

[60] 卢岩 . 连续护理对人工肛门患者出院后生活质量的影响分析 [J]. 中国医药指南 ,2016,14(35):227-228.

[61] 王金梅 . 连续护理对人工肛门患者出院后生活质量的影响 [J]. 当代护士（综合版）,2014,(2):39-41.

[62] 张芳 , 亚宁 , 赵华 . 院外微信平台随访对直肠癌造口术患者自我护理能力的影响 [J]. 实用临床医药杂志 ,2016,20(4):107-110.

[63] 诸建华 . 居家造口护理平台在 65 例肠造口患者中的应用体会 [J]. 实用临床护理学电子杂志 ,2018,3(23):93-94.

[64] 罗玉花 , 孙晶晶 . 居家护理平台在永久性肠造口患者随访管理中的应用研究 [J]. 临床护理杂志 ,2019,18(5):60-62.

[65] 蔡娇娇 . 延续护理在肠造口患者居家护理中的应用效果 [J]. 世界临床医学 ,2018,12(3):113.

[66] 栾燕珍 . 延续护理在肠造口患者居家护理中的应用效果观察 [J]. 中国保健营养 ,2017,27(34):166-167.

[67] 孙颖 , 陆艳春 , 孙春霞等 . 延续护理在肠造口患者居家护理中的应用效果 [J]. 中华现代护理杂志 ,2016,22(6):795-798.

[68] 王万花 . 直肠癌造瘘口的居家护理 [J]. 医学信息 ,2013,(19):270.

[69] 李玲 . 居家造口患者的护理方法及健康指导 [J]. 当代护士（综合版）,2012,(1):37-39.